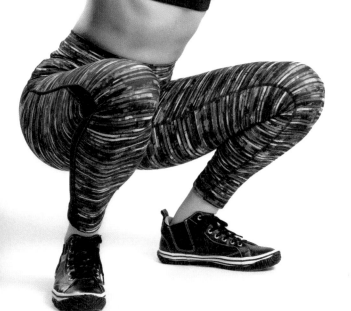

# 健身

## 從深蹲開始

10大深蹲重訓

全圖解

健美女大生——著

# 前言

在寫這本書的期間，親朋好友紛紛表示擔憂：市面上的健身書越來越花俏，各種動作和招數五花八門，多寫一點都來不及了，啊你整本書只寫一個「深蹲」，只練深蹲真的有效嗎？

的確，我的做法看起來似乎違逆現在的潮流。新聞媒體與健身名人每天都在放送各種最新潮動作、健身器材、超級食物，讓我們以為，越新、越多、越花俏，就是越有用的保證。

但我要告訴你一件事：事實剛好相反。不管是誰灌輸給你這些觀念，都跟真實情況不符。所有透過健身得到健康、好身材與活力的人，都不是因為他們做了每一個最新流行的動作，而是他們**不管健身多久，花最多時間練習的，永遠都是那幾個最基本的動作**。然而，「越新越多越花俏」以及「太基本的東西不需要下功夫」的迷思在健身世界裡無所不在，甚至連所謂的健身專家都難以豁免，讓真正需要的人不得其門而入。

如果你對於五花八門的健身資訊感到茫然、想健身但不知道從何開始、比起上健身房更希望在家自己練習，那麼這本書正是我為你而寫的。我將詳細拆解「深蹲」這個健身動作之王的每一個細節，教你如何安排適合自己進程的專屬練習課表，並進一步往進階的訓練計畫邁進，讓你更健康，練出穠纖合度的身材，以及能帶你上山下海的好體力。

相信你的身體、善待它，照著書中的步驟，用自己覺得舒適的步調，一步一步得到讓自己更滿意的身體吧！

健美女大生

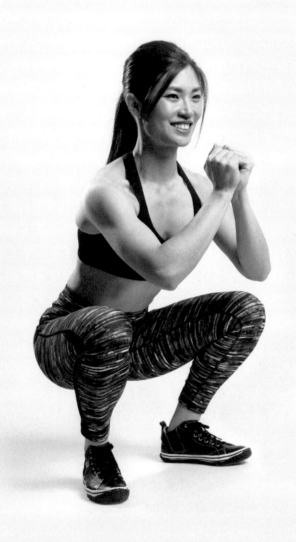

學會深蹲，也會學到控制身體的能力
發現自己無限的可能，越來越有自信

## ● 本書可以讓你學到……

◆ 了解正確深蹲動作，找到屬於你個人的正確動作。

◆ 真正實用的動作學習進程，而不是看完還是不會做的「人體動作展示」。

◆ 了解如何編排一個讓自己進步的訓練課表。「動作我都會，可是我還是不知道怎樣練」是最多健身學習者的心聲，原因在於多數人忽略了「學會動作」只是往成效邁進的第一步而已。本書除了教你動作，也會告訴你如何應用這些動作，達到你一開始想要學深蹲的目標。

◆ 破除沒有科學根據的健身迷思與謠言。健身市場充斥許多矛盾的聲稱，讓羽翼未豐的健身者的學習路布滿荊棘。女大生不打誑語，只告訴你想要成果必須知道的事。

◆ 讓健身豐富你的生活，不是被健身綁架。不必為了無法持續的魔鬼計畫而浪費時間。

◆ 從「已經很好」進步到「好上加好」！

## ● 但是……

◆ 不保證深蹲相關知識不會變。這本書收集了我累積的教學經驗加上最新的運動與人體研究，然而運動科學是非常年輕的一門科學，未知的太多（也因此，你會感到困惑是非常正常的），已知的仍不足以集大成。最好的應對方式就是保持開放的心胸，不斷精進自己。

◆ 不保證再也不需要教練指導。動作學習是一種「使用身體的技術」，同時需要知識與實作。本書給你實作需要的知識，然而在某些情況下你會需要更多引導，請為自己找個有耐心、具備知識與實作能力，並具備教學能力的教練，幫你更上一層樓。

◆ 不保證可以參加深蹲相關比賽，例如舉重與健力。雖然深蹲理論與原理都一樣，但是參加比賽需要強烈的動機、大量訓練、疲勞與傷害控管、經驗累積，以及時間。你需要的可能不只這本書。但，如果這真的是你的志向，本書可以做為一個起點。

# 一定要做深蹲
# 的 7 個理由

健身能做的動作不少，為什麼深蹲特別重要？因為深蹲相較於其他動作，有更多的不可取代性：

**1** **深蹲非常實用。** 深蹲是健康生活型態裡出現率最高的自然動作之一。數數看，你一天總共需要做幾次彎曲又伸直膝蓋的動作？人類是直立的動物，一輩子都在學習怎麼樣優雅地抵抗地心引力。深蹲正好能讓你完美具備這項能力。

**2** **深蹲動全身。** 乍看之下，深蹲是一個練腿的動作，但事實上，做得正確且循序漸進練習再加上重量，上半身最重要的肌肉群會一起參與協調，包括了腹肌與背肌。也就是說，深蹲是一種訓練到全身的高效率動作，不是一次只練一個部位的孤立肌肉訓練。

**3** **深蹲是所有練腿動作裡可以扛起最多重量的動作之一。** 越大的重量，意味著身體感受到越大的刺激與壓力。為了適應這樣的刺激與壓力，身體所有機能（全身肌肉間的協調性、生長激素與合成肌肉的荷爾蒙分泌、骨骼與肌腱韌帶的強化）會「想辦法」進步得更快。其他負重較輕的

局部練腿動作或上半身訓練，很難得到這種全方面強化的效果。

**4** **深蹲促進循環與代謝。** 我們下半身的肌肉在體液循環的角度上被稱為「人體第二個心臟」。心臟把血用力擠出去那一瞬間，血壓是最大的，等抵達腿部全身位置最低的靜脈要開始回流時，壓力已大大減弱。這就是為什麼絕大部分的靜脈曲張都出現在小腿。腿部肌肉強而有力的收縮，可以幫忙「擠壓」靜脈血液回到心臟，減少液體滯留在下肢的狀況。一旦循環與代謝改善，

你會變得更有活力，也比較不容易累。

**5** **深蹲幫助你瘦身。** 光是兩條腿的肌肉量就占去人體一半以上的肌肉。也就是說，比起其他上半身的動作，深蹲可以給予體能最大的挑戰，消耗最多的熱量。此外，肌肉量越高，基礎代謝率（BMR，身體靜止時所需消耗的基礎熱量）就越高，訓練到的肌肉越多，越有助於提升基礎代謝率。如果你希望透過運動增加熱量消耗，深蹲絕對是你不能錯過的動作。

**6** **深蹲預防膝蓋傷害。** 根據美國肌力與體能協會（NSCA）的研究，有越來越多證據顯示，早先許多號稱「深蹲會傷害膝蓋」的研究是有偏誤的（可能因為研究人員多來自醫療領域，接觸到的患者都是已經受傷的人）。正確的深蹲不但不會給膝關節更多傷害，更可能因為正確的動作模式與肌肉施力，降低未來膝蓋受傷的風險。

**7** **深蹲讓你擁有結實的臀腿肌肉。** 結實的臀腿肌肉就像一台高馬力引擎，讓你跑更快、跳更高、擁有更好的運動表現。強壯的臀腿肌肉也可以間接減少腰與膝蓋的潛在傷害與疼痛，而腰椎與膝蓋，可以說是每個人一輩子遇到最多問題的兩個關節了。

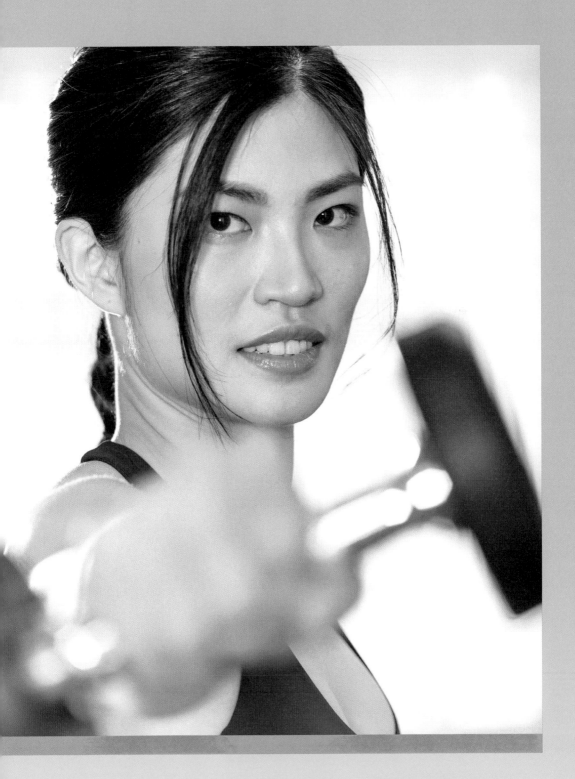

# 第一次深蹲就上手
# 基本姿勢

我要先深入分析深蹲動作的細節。如果你對深蹲完全沒概念或沒做過，這裡教的知識可以讓你馬上上手！如果你做過深蹲，但是遇到阻礙（例如膝蓋不舒服、腰痠背痛、抓不到重心等等），看完這章就可以找出原因，突破目前的困境。

地基不穩，房子就蓋不起來；深蹲也是。越靠近地板的關節，對深蹲動作的影響越大。因此我會從深蹲的地基，「腳掌的重心分布與兩腳站距」開始分析，然後到膝蓋、髖關節、骨盆、腰椎。一步一步往上，最終幫你找到一個正確而且適合你的深蹲姿勢：

## 正確的姿勢

沒有系統性傷害的姿勢，才能在經年累月反覆練習之後，達到訓練肌肉的效果，而且不會對關節造成多餘的損害。

## 適合你的姿勢

即使遵循同一套動作教學做出來的「正確姿勢」，每個人看起來還是會有些微差異。因為每個人身體的基本零件雖然相同，零件規格卻會有出入。例如：我跟你都有大腿骨，以及大腿骨連接到骨盆的髖關節，但因為我們大腿骨的長度不一樣，髖關節的方向、凹槽深度與口徑不一樣，導致我們不會有一模一樣的深蹲雙腳站距。

因此，我們要聚焦在找到**適合你的正確姿勢**。

### 在這一章裡可以學到
### 徒手深蹲

① **正確姿勢要訣**

√ 腳掌重心與腳踝中立
√ 膝蓋與站距
√ 脊椎中立
√ 胸口往上提

② **常見的錯誤姿勢**

✕ 膝蓋內夾
✕ 腳掌旋內
✕ 足背屈角度小
✕ 脊椎前彎

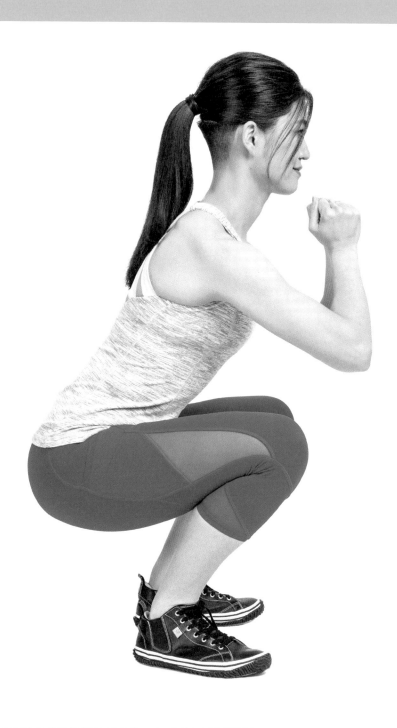

# 徒手深蹲 ● *Squat*

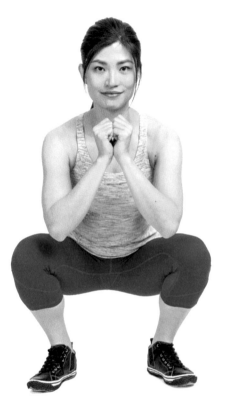

教學影片

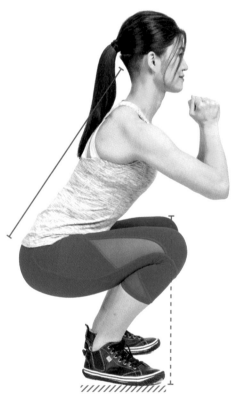

脊椎中立,全腳掌踩地,腳跟不離地。
絕大多數人的膝蓋在蹲低於水平時都
會超過腳尖

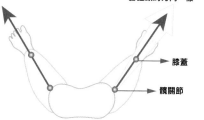

膝蓋方向和腳跟到2、3隻
腳趾頭的方向一樣

膝蓋

髖關節

俯視圖

## 腳掌重心

把腳底翻過來，你會發現有三個最突出的球狀物會直接接觸地板。深蹲時，整個身體重心要**平均分布在腳掌這三個點上**，腳趾則輕貼地面，不會完全離開地板，但也不需要用力往下摳（如果會的話，代表你的重心太前面了，可以稍微往後移動重心，直到腳趾可以略微離開地板而不至於跌倒）。一個穩定的深蹲動作裡，腳掌這三個點都不會離開地面。

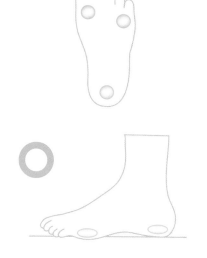

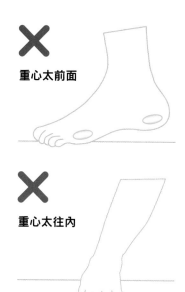

✕ 重心太前面

✕ 重心太往內

## 腳踝

深蹲還不夠熟練時，重心會隨著下蹲的高度變化在腳掌上跑來跑去，使得腳踝可能會往內或往外（絕大多數往內），連帶造成往上的所有關節排列出現問題（想像地基不穩時，房子就東倒西歪）。因此，正確的深蹲必須確保**動作全程腳踝保持中立**。

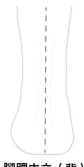

腳踝中立（背）

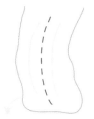

腳踝未中立（背）

## 膝蓋與站距

每個人適合的站距會稍有不同。雖然「兩腳與肩同寬、腳尖朝前」是很常聽到的深蹲站距指導，但絕大多數人很難在這個站距下維持全程腳掌重心穩定（第 1 點）★以及脊椎中立（第 4 點）★★。多數人適合的站距，**會是比肩膀寬、腳尖略微朝外的自然站姿**。你可以先從雙腳與肩同寬腳尖朝前開始嘗試，並且逐步調整，直到找到一個最舒服、能下蹲到大腿與地面平行時，全程腳掌重心穩定且脊椎維持中立的站距。那就是最適合你的站距。

下面是深蹲的三種站距。其中「中站距」適合多數人。

> ★腳踝要有很好的足背屈能力，窄站距才能做到和寬站距一樣的範圍。
>
> ★★窄站距會造成身體更大的前傾角度，維持脊椎中立更費力。

# 不同站距示意圖

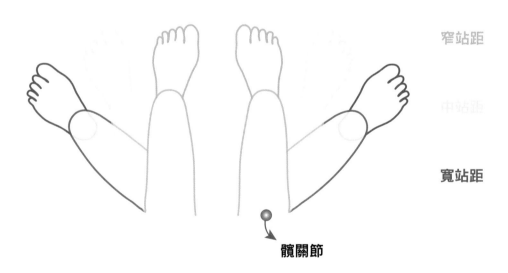

窄站距

中站距

寬站距

髖關節

不管採取怎樣的站距，**膝蓋在蹲下彎曲時，都必須沿著腳尖的方向移動**（第二與第三腳趾的方向）。因為膝蓋是個**樞紐關節**，只能在同一個面上活動。如果往其他方向折，會造成關節的壓力與其他傷害。

當膝蓋沿著腳尖方向推出去時，你不會看到膝蓋整個蓋住腳掌，而是會看見膝蓋比腳掌還要往外。站距窄一點時（例如與肩同寬），腳掌剛好會跟膝蓋黏在一起，甚至膝蓋稍稍蓋住小趾頭。如果是更寬的站距，則會看到整個腳掌，甚至會看到腳踝內側。

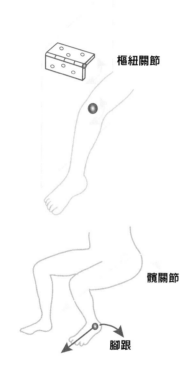

**正確膝蓋與腳尖關係示意圖**

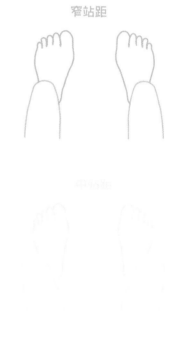

窄站距

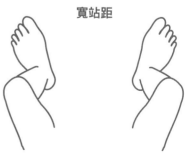

寬站距

**不同站距實際俯視圖**

## 脊椎與骨盆

雖然深蹲是練腿的動作，但是脊椎與骨盆的排列會影響到髖關節的位置與周圍的肌肉（臀大肌、腿後肌群、股四頭肌，都是深蹲最主要的肌肉），再加上負重深蹲時，重量都是在上半身，會額外給脊椎壓力。為了讓背部肌群維持出力，脊椎必須在深蹲時「盡量」全程維持一直線，讓這個額外壓力由背部肌肉吸收，而不是脊椎本身。

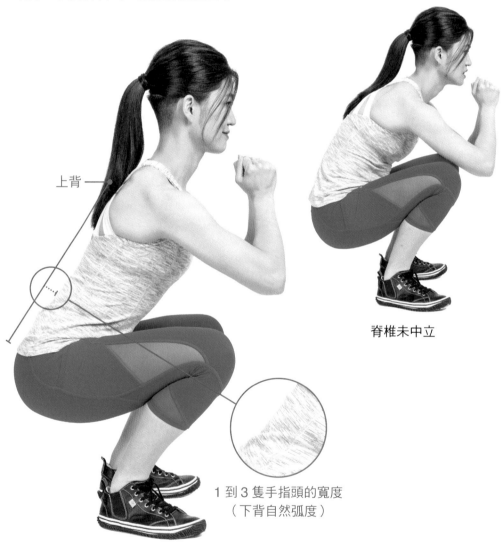

上背

脊椎未中立

1 到 3 隻手指頭的寬度
（下背自然弧度）

脊椎中立

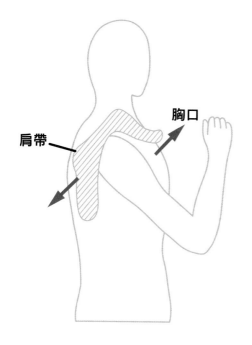

肩帶

胸口

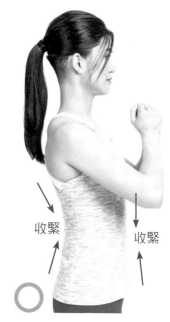

收緊

收緊

挺胸

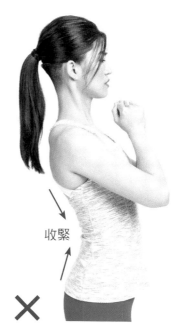

收緊

肚子往前凸

## 肩膀與肩胛骨

深蹲時上半身姿勢良好，主要是靠脊椎附近的肌肉群幫忙。但是我們上半身有個很特別的結構叫做「肩帶」，主要由鎖骨與肩胛骨構成，像披肩一樣罩著肩膀一圈。當我們有意識地做出「胸口往上提起，肩膀往下壓」的動作時，肩帶周圍的肌肉會收縮，幫助我們穩定上半身，讓脊椎保持直立。

要注意的是，「胸口往上提起」的動作和「肚子往前凸」是不一樣的。前者會讓你感覺挺胸、上背部的肌肉出力、腹部略微用力，但後者會讓你感覺下背部用力、腰部往前突、肚子放鬆，反而讓整個脊椎變比較不穩定

**總結**

綜合以上，可以總結出找到**正確深蹲姿勢的流程**：

選擇一個起始站距。
建議從比肩膀略寬、腳尖略朝外的中站距開始
（雙手放胸前或扠腰）

慢慢開始下蹲，全程等速度，不要一屁股坐到底。
每一個角度姿勢做到位，不是只有站直和蹲到底。

**1** 注意腳掌重心平均，深蹲時三點平均承受體重，
不會覺得快要往後倒（因為重心放太後面），
也不會快要往前倒（用腳尖摳地板，腳跟快離地）。

**2** 注意腳踝是否維持中立，不會往外或往內。
腳踝維持中立相當重要，
這會影響下一步膝蓋跟腳掌的相對位置，
以及整個上半身的重心。

**3** 眼睛往下看腳板與膝蓋，
是否有符合腳踝與膝蓋的相對位置。

**4** 檢查完下半身的關節，
然後確認脊椎在深蹲時是否維持中立。

## 呼吸節奏

建議以負重多寡來判斷深蹲時的呼吸方式。重量較輕的時候（徒手深蹲或可以做到 10 下以上），可以保持自然呼吸，或是蹲下全程均勻吸氣，站起過程均勻吐氣。重量較重時（10 下以內力竭★），建議吸飽氣後全程憋氣，動作完成後站定，再把氣吐掉。憋氣時由於體腔內部壓力上升，初學者、運動經驗少及有心血管問題的人可能會頭暈。可以先將重量放輕，直到不會頭暈且能動作正確地重複做 10 次以上，再增加重量。

★力竭＝再也做不到一個完整動作。

## 深蹲常見的錯誤姿勢

知道正確姿勢怎麼做以後，也要來看看什麼是常見的錯誤姿勢。學習深蹲時，很多人碰到的問題並不是「不知道怎麼做才對」，而是「不知道自己的姿勢錯了」，或者「以為自己的姿勢跟正確姿勢並沒有不同」，但事實上不是。

所謂的錯誤姿勢，指的是讓某些關節承受了預期外的力。前面我有提到，每個人的深蹲姿勢都會長得不太一樣，因此，「錯誤姿勢」不代表「跟別人不一樣的姿勢」。為什麼說是「預期外的力」？做重量訓練本身就是讓身體承受外力。姿勢正確時，這些外力多數由肌肉吸收，達到訓練肌肉的目的；一旦姿勢不對，這些外力（甚至不用加外力，只有徒手）會由原本不該拿來吸收這麼多力的關節周邊組織承受（例如連接關節之間的韌帶、緩衝關節震動的軟骨與滑囊、介於硬骨與硬骨面間的肌腱等），增加意外的風險。如果可以避開這些意外，就能確保訓練安全有效，而且持續練習下去。

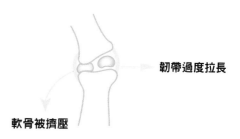

韌帶過度拉長

軟骨被擠壓

### 膝蓋內夾時

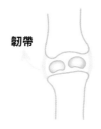

韌帶

### 膝蓋對準腳趾頭時

本著「越靠近地板的關節，對動作的影響越大」、「地基打好，往上的結

構才會穩」的核心觀念，我們一步一步來看幾個最常見的深蹲錯誤姿勢與可行的改善方法：

### ● 腳掌往內（旋內）

在剛開始學深蹲時很常見，特別容易出現在過去沒有運動習慣的人以及女性身上。旋內的腳掌在站著不動時也許不會有很大的問題，但容易在下蹲時讓身體重心移往腳掌內側，間接提高兩膝蓋往內夾的機率，造成膝蓋的額外負擔。

檢查姿勢的方法：做深蹲時，注意腳踝是否保持中立，特別是蹲到較低位置的時候。如果腳踝活動度不足（請見下一點），容易在蹲到較低位置時腳掌旋內。不必一次蹲到底，仔細注意自己大概下蹲到什麼高度時，開始明顯因為腳踝不中立而讓膝蓋也開始不穩，就先在這個動作範圍內練習，讓關節與肌肉漸漸適應與改善。

### ● 腳踝活動度不足

下蹲時，小腿會靠近腳背，這個動作叫足背屈。要把深蹲做得完整且平穩，當腳掌踩穩地板，膝蓋沿著腳尖往前推時，足背屈的程度要能讓膝蓋至少超過腳尖一點點（大約5公分）。有些人因為先天構造、腳踝周邊肌肉筋膜緊繃、腳踝舊傷未好等原因，能

做到的足背屈角度不大，深蹲到一半就覺得「卡卡的」蹲不下去，導致身體往後坐，或蹲到一半重心在腳尖導致腳跟離地。

通常姿勢還不熟的人，身體並不會立刻在你姿勢不對時就發出警告阻止你繼續，而是會自動選擇一條「比較好走的路」，想辦法完成你一開始給它的指令。這種情況稱為代償。如果你的腳踝很緊，典型的代償有3種：

→ 膝蓋往內夾
→ 屁股更往後推，身體更往前趴，容易造成脊椎彎曲
→ 若強制脊椎維持中立不彎曲會無法維持重心穩定，覺得快要一屁股跌坐到地上

## 側視圖

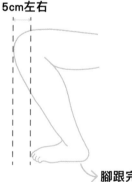

5cm左右

腳跟完全踩穩

## 俯視圖

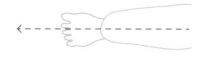

▶ **足背屈不足的蹲法**

檢查姿勢的方法：有幾種方法可以讓足背屈角度較小的人也能做安全有效的深蹲訓練：

**1** **不要蹲太低。**通常腳踝緊的人一開始沒有辦法完整蹲到底。但沒有關係，就先以「保持正確姿勢」為最主。多數人會在持續練習 3 到 6 週後顯著改善。（請看第三章）

**2** **高腳杯深蹲（參閱動作章節）。**這個動作的重量放在身體前面，腳踝活動度受限的人可以不需要做太多足背屈，上半身也可以盡量維持良好的脊椎中立。

**3** **站距寬一點。**站距寬，蹲下就不需要很大的足背屈，可以讓腳踝受限的人動作做得更完整。

**4** **做弓箭步（參閱動作章節）。**弓箭步完全不會挑戰到腳踝的活動度，也是訓練腿與臀的好選擇。

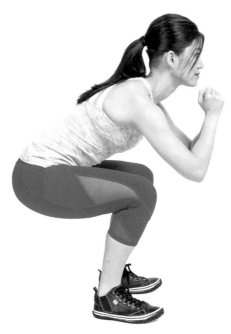

足背屈不足：為了保持重心，人往前彎

---

名詞小教室

足背屈：小腿往腳背靠近的動作（蹲下，或勾腳板動作）

代償：身體為了做到你想做的動作，自動選擇比較省力（但不一定正確）的方式完成

● 膝蓋往內夾

膝蓋沒有對準腳尖方向推出而往內夾，是深蹲時最容易不小心出現的姿勢。
如果有膝蓋內夾的問題，請按照以下的流程修正：

膝蓋內夾除錯流程

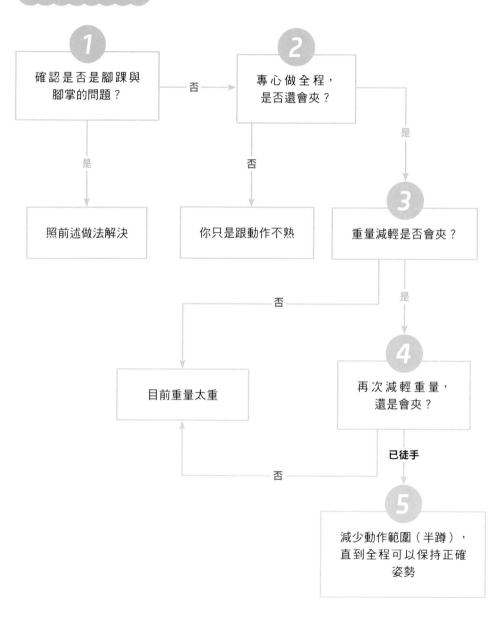

● **脊椎前彎**

深蹲時脊椎容易往前彎曲的人,除了
要把姿勢練熟以外,可以選擇較寬的
站距。這樣可以讓深蹲時上半身前傾
的角度變小,打直脊椎需要出的力量
變少。特別是針對淺蹲沒問題,蹲到
大腿接近與地面平行後,脊椎才開始
彎曲的人,寬站距是較好的選擇。

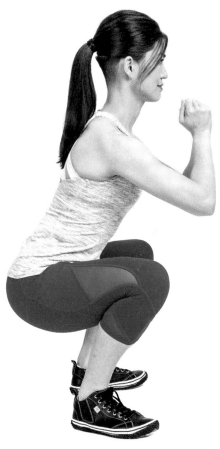

上半身較直,背部肌群減少出力

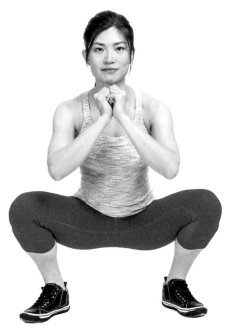

寬站距

# 不同程度的深蹲範圍
## 暫停式深蹲 ● *Pause Squat*

重量訓練跟打球或跑步等運動最大的差別，在於身體是**持續而穩定地出力**，不像球可以拋出去，或是跑步時腳有時用力蹬地，有時放鬆騰在空中。這就是為什麼不管怎樣的重量訓練，都有一個大原則：**做動作時必須全程有意識地保持張力。**也就是說，上述所有正確動作的原則，不是只有

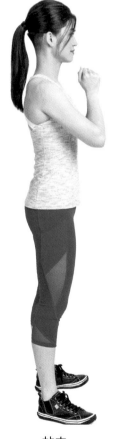

站立

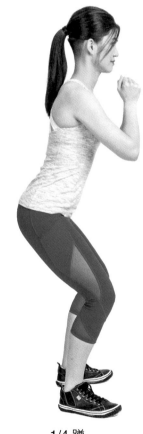

1/4 蹲

在特定動作範圍要注意（例如站直時，與蹲到最低時），而是過程中每一個點都要時時保持注意力與察覺自己的動作。了解正確深蹲姿勢後，請使用暫停式深蹲來養成「每一個動作範圍都很重要」的習慣，特別是那些姿勢容易跑掉的範圍，例如大腿與地板平行時，以及全蹲時。

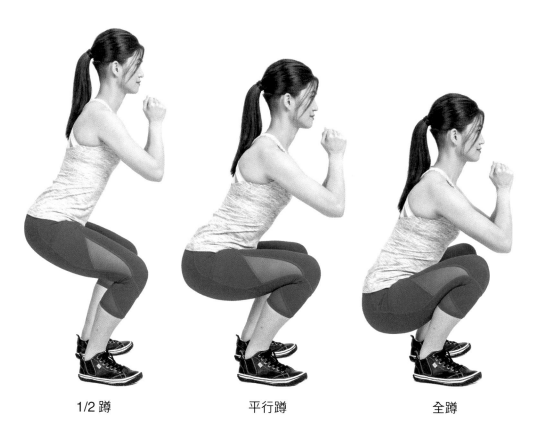

1/2 蹲                平行蹲                全蹲

# 深蹲常見的迷思

## ⊗ 迷思 1：深蹲會讓膝蓋受傷

深蹲會讓膝蓋受傷的觀念應該遠遠拋在腦後了。幾十年前，因為重量訓練動作的相關研究還非常少，且都是由運動傷害有關的醫療人員主導，因此造成了「樣本偏誤」。意思是，這些研究人員手上的樣本都是已經受傷的人，自然很容易得出「深蹲是危險且傷膝蓋的」的結論。

重量訓練漸漸普及後，有越來越多的例子顯示，只要操作與指導正確，深蹲不只安全，還可以預防未來可能的膝蓋傷害。很多看似是深蹲造成的傷害，成因其實和深蹲本身沒有直接關係，而是來自複雜的成因，例如姿勢不正確、原先身體的骨骼結構異常、日常活動或運動的疊加、疲勞或過度訓練，甚至是營養失衡與睡眠不足。

## ⊗ 迷思 2：蹲越低，膝蓋越容易受傷

這個迷思跟上一個類似，沒有證據確實證明。受傷率也一樣，相關因素很多，而且在所有和深蹲深度與受傷率有關的資料裡，唯一能測量並且數據化的是「深蹲時，膝蓋在不同深度下所承受的力」。實際去量測這些力後，

結果顯示：膝蓋構造中最常受傷的軟骨與韌帶，承受最大力量的角度都不是在全蹲到底的時候，反而是日常生活中避不開的動作角度，例如半蹲、蹲馬步、從椅子上站起來的「淺蹲」，而非「深蹲」。

此外，以訓練效率來看，全蹲（下蹲到底，大腿後側幾乎碰到小腿）的肌肉收縮範圍大，全蹲與半蹲同樣做 10 個，全蹲給肌肉的刺激更多，訓練效果也更好。站在健康、實用、貼近日常以及長遠的角度，只要你目前的關節活動沒有問題，能蹲多低，就蹲多低。

## ⊗ 迷思 3：膝蓋不可以超過腳尖

「深蹲膝蓋不要超過腳尖」的說法非常常見，在各大健身房都可以看到有教練用這樣的指令教學。然而，你把本書深蹲動作解析的部分仔細看過一次就會發現，**幾乎很少有人可以在做出正確且範圍夠全面的深蹲時，膝蓋不超過腳尖的**。最大的原因是：如果膝蓋不超過腳尖，承受的壓力雖然會下降，但腰椎的壓力會大幅上升。刻意避免膝蓋超過腳尖，會讓身體的重心往後，此時身體為了平衡，上半身

必須往前趴非常多。上半身越斜，**腰椎會越吃力**，進而讓身體形成太多代償，難以進步。

我不建議膝蓋不超過腳尖的蹲法還有一個最大的原因：在你的日常生活與休閒運動裡，每天都會做幾十幾百次「膝蓋超過腳尖」的動作：從椅子上起身再坐下、上樓梯、下樓梯、甚至只是最簡單的走路。觀察看看，你會發現，如果你要刻意維持膝蓋不超過腳尖，做這些動作都會有困難。你會突然變得行動不便，要不是身體僵硬、要把速度放很慢以免跌倒，要不

然就要靠手抓住旁邊輔助，才有辦法做到這些像喝水一樣平常的動作。既然膝蓋超過腳尖的動作在日常生活中如此頻繁，就沒理由在做訓練時徹底屏除。

你可以硬要膝蓋不超過腳尖，想像「深蹲常見錯誤姿勢」裡提到的足背屈角度不足。想想看，這樣的姿勢，光是徒手就很難保持脊椎中立了，如果還要加上負重（例如槓鈴深蹲），是不是就更不可能把姿勢做好了呢？

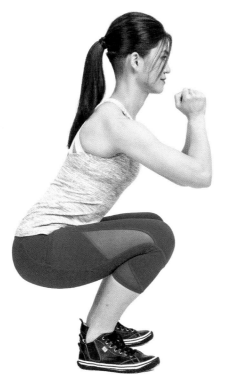

膝蓋超過腳尖

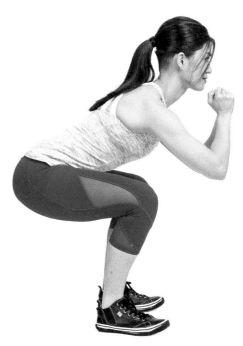

膝蓋不超過腳尖，壓力會變大

# 03

# 正確深蹲這樣練
# 動作學習25宮格

要確保學習深蹲能為你帶來最多好處，你需要知道：

**1** 動作學習步驟（短程）

**2** 動作練習課表（中程）

**3** 訓練計畫（長程）

**短程** 動作學習 3至6週 ▸ **中程** 練習課表 4至12週 ▸ **長程** 訓練計畫 3個月至1年

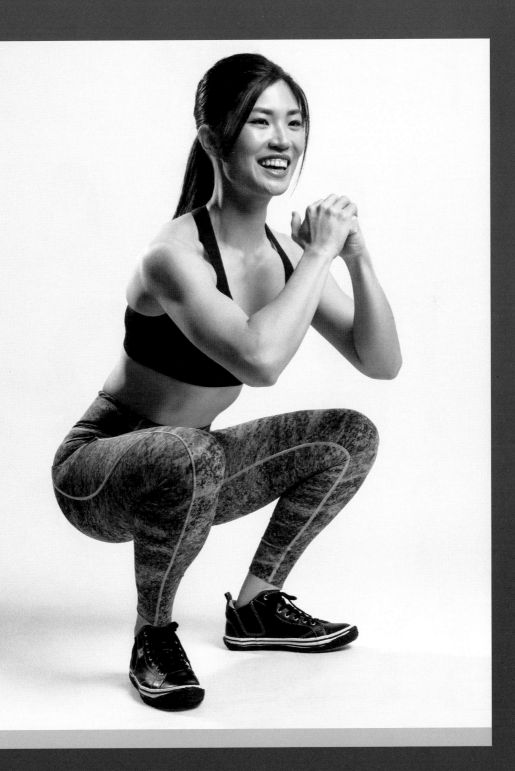

# 高腳杯深蹲 ● *Goblet Squat*

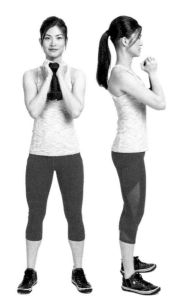

起始姿勢

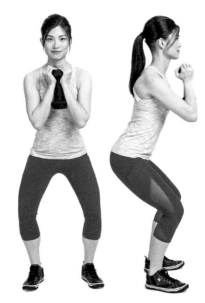

¼ 蹲　135 度

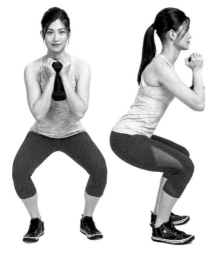

½ 蹲　90 度

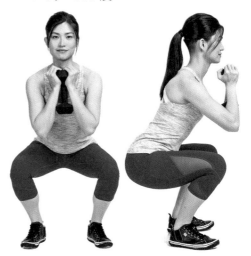

大腿與地面平行

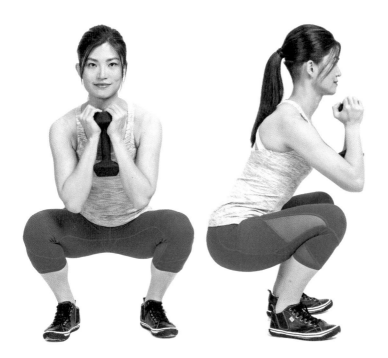

屁股低於膝蓋

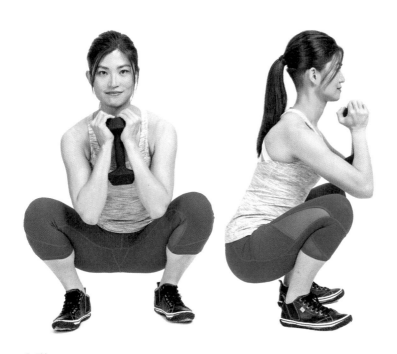

全蹲

教學影片

## 動作學習如何從零到一

「深蹲」不是靜態姿勢，是連續動作。也就是說，學會正確且適合你的深蹲是一系列流程一步一步堆積起來的。我們在第二章學會了深蹲動作正確與否的判斷原則，現在要運用這些原則，建立出從「不會做深蹲」到「可以自然做出深蹲」的步驟。

建議以高腳杯深蹲做為學習起點。如果沒有啞鈴，徒手也可以。胸前拿一個輕重量，女生舉 4 至 8 公斤，男生舉 12 至 16 公斤。高腳杯深蹲適合當作基礎學習，因為重量尚輕時，它比徒手深蹲還容易。胸前負重讓背部肌肉更容易出力維持脊椎中立，不會往前傾，身體重心更容易放在腳跟。多數初學者把重心放在腳板前側，腳踝沒有直接踩地因此不夠穩定，造成膝蓋不必要的壓力。

動作學習有兩大原則：

**1** **範圍由小到大**：¼ 蹲、½ 蹲、大腿與地面水平、屁股低於膝蓋、全蹲。

**2** **速度由慢到快**：蹲下站起各 5 秒、蹲下站起各 4 秒、蹲下站起各 3 秒、蹲下站起各 2 秒、蹲下站起各 1 秒。

依照這兩大原則，可以畫出一個

## 動作學習 25 宮格

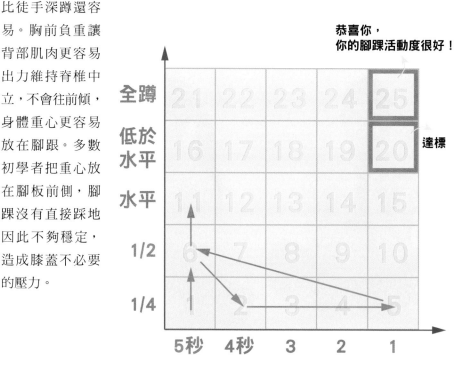

每一格代表一個範圍和速度的組合：

**1** 每組做 8 下、休息 1 分鐘。總共做 3 組。

**2** 確認動作全程符合第二章的動作準則。

**3** 沒有累積的不適感★就可以往上一格邁進（例如從 1 跳到 6）。

> ★部分初學者因為關節周邊軟組織尚未適應，一開始可能會有緊繃與略為不適。在沒有舊傷、結構異常與動作正確下，絕大多數不適感會在重複做數次內消除。

如果往上後發現無法符合上列三點的任何一點：

**4** 接下來四天留在原來那層，但從往右推一格開始做起，直到能做到最右邊的一格（從 2 做到 5），四天後再往上挑戰（從 5 到 6）。

女大生在這裡把第二章教過的動作準則做一個小回顧：

◆ 腳掌重心平均分布在腳底三個點。
◆ 腳踝維持中立。
◆ 雙腳跟站距比肩略寬、腳尖略朝外。

◆ 膝蓋往腳跟與第二三隻腳趾的連線方向推出去，眼睛往正下方看時會看到整個腳掌在膝蓋內側。
◆ 維持脊椎中立
◆ 照自己習慣的呼吸節奏保持自然呼吸，或站起時吐氣。

如果往上進步一格後開始偏離上述任何一點，就得再看一次第二章，檢查哪裡需要修正，直到符合為止。如果無法符合，則照上述第 4 點來做。

### ● 舉例

第一天從 1 開始，做「1/4 深蹲、蹲下站起各五秒」。第二天做上一層的 6 號「1/2 深蹲、蹲下站起各五秒」。如果練習中感覺膝蓋一直不舒服，不舒服感沒有隨著動作慢慢減少，或是脊椎難以維持中立，或腳踝會往內倒，第三天就移動到 2，而非上面的 11。第四天做 3，第五天做 4，直到最右邊的 5。結束後再回去挑戰 6。如果還是再遇到 1 至 3 點以外的情況則重複上面流程，直到能順利完成 6 為止。順利完成 6 之後便朝 11 邁進。如果在 6 往 11 時過程不順利，則依照上述方法在隔天做 7，一路做到 10，直到再次嘗試 11。

## ● 學習成果

不管過程如何，只要可以到達 20，你就算是成功學會了完整的高腳杯深蹲。然而大約有 20% 到 40% 的人因為天生肢體比例與關節活動度的關係，可以做到 25，也就是完全範圍、大腿後側緊貼小腿的「全蹲」。如果你已經做到 20，可以往上挑戰看看。就算不完美也不用沮喪。這麼極端的動作範圍很多時候是先天條件使然。只要可做到 20 就已經是很大的動作範圍，其他種類的深蹲都不會難倒你。

## 總結

上述步驟可以整理成一個清晰流程：

**1** 第二章的正確深蹲姿勢流程複習一遍。

**2** 女生選擇重量 4 至 8 公斤，男生選擇 12 至 16 公斤壺鈴或啞鈴。沒有重量器材可以徒手做。但徒手會比持小重量器材難度稍微高一點點。

**3** 「動作學習 25 宮格」最左下角 ¼ 蹲、蹲下站起各 5 秒開始，做 8 下 3 組，每組中間休息 1 分鐘。練習中將注意力從最接近地板的關節開始（如第二章所述）一個一個檢查，直到可以符合第二章的要求。

**4** 當格做 8 下 3 組沒問題後，隔天往上移動一格再做 8 下 3 組。若無法順利完成，則照前面「基本規則」與「舉例」調整。可以做到 20 便算完成了這個動作學習，可以往下一部分「課表安排」邁進。

# 常見問題

 **我覺得前面幾格看起來太簡單，有必要從第一格開始嗎？**

是的，必須從第一格開始。流程這樣設計是有原因的：重量訓練和其他運動一樣，都有可能因為「超過自己能力」而造成傷害。我希望你能以「漸進超負荷」（progressive overload）的方式訓練，一方面不容易受傷，一方面確保你在練習中每往前進一步，都具備繼續往下一步的能力。

如果這個流程對你來說太簡單、毫無阻礙，你在兩個禮拜以內就能從第一格走到最後一格，火速邁向下個階段！

**練習中關節一直有聲音怎麼辦？**

如果不適量地讓關節活動，關節會隨著時間退化而漸漸感覺無法活動自如，也因此，「關節發出聲音到底會不會造成傷害」是個高度討論的話題。幸好到目前為止，幾乎沒有什麼鐵證說明關節的聲音跟傷害直接有關。這些聲音多數跟關節活動時關節腔內的軟骨、韌帶或滑液產生的自然壓力變化有關。與其一直關注關節發出的聲音，更好的方式是再三確認自己的身體感覺，配合正確的動作，依

照練習 25 宮格那樣循序漸進增加難度，給身體時間適應。

**蹲低時感覺膝蓋壓力很大，好像要爆了但不會痛，這樣正常嗎？**

壓力是個雙面刃，太過避免壓力與太追求壓力都是不好的。雖然有些時候壓力的確是造成傷害的潛在因素，然而，只要地心引力與大氣壓力還存在，身體就會感覺到壓力。因此，面對壓力最好的方式是有計畫地漸進接受壓力，讓身體變強。

上面的 25 宮格就是設計從壓力很小的範圍開始做起，讓你有更多機會去關注身體對壓力的反應。如果你在練習時感到關節不舒服，可能你的關節原本就有一些狀況被你忽略了。注意練習中是否有累積的不適。如果你是初學者，關節周邊軟組織尚未適應，一開始做可能會緊繃、略為不適。在沒有舊傷、結構異常與動作正確下，絕大多數不適會在重複數次內消失。

**為什麼一定要蹲到低於水平才算達標？沒有的話代表我不適合深蹲嗎？**

如果沒有其他舊傷、結構異常，並且動作正確下，你「可以」做到這個動作範圍。或說，努力慢慢練習做到這

樣的動作範圍，對你的健康、身材與力量都有好處。

① 健康：膝蓋在日常生活中無數情境裡會在這樣的範圍內活動，如基本的上廁所、坐下站起。如果你的自然動作會做到，要保持最佳健康狀態，就應該鍛鍊關節在這個動作範圍的能力。

② 身材與力量：在同樣的外加重量下，深蹲範圍越深，肌肉的鍛鍊越多，對肌肉成長及力量增加的效果越好。「蹲低一點好處很多」不代表「不蹲低一點沒好處」。我希望你可以找到最適合自己的進程與訓練方式。只要符合基本規範，任何訓練都可以有效果。

**Q.** 為什麼是 8 下 3 組，不能做 10 下 4 組、15 下 3 組嗎？

當然可以。為什麼是 8 下 3 組？這是健美女大生在教過許多初學者與試過不同方法後所給出「適合最多人」的建議組數與次數。你當然可以有你的方式，但如果想要照著本書達到目標，請盡量依照指示做。

**Q.** 如果今天的部分做完了，可以多做幾組或一次做完很多格嗎？

答案如同前一題。你當然可以有你的方式，但如果想要照著本書方式達到目標，請盡量依照指示做。

**Q.** 我覺得 ¼ 蹲 5 秒太慢了，速度可以加快嗎？

如果你是重訓新手，一開始最不習慣的一定是「速度」。不管和日常生活或和運動場上的動作相比，重量訓練的速度都顯得慢；25 宮格裡速度最快的「蹲下站起各一秒」，速度還是相對慢。因為重訓最大的目的是訓練肌肉。速度快的時候，有很大部分的動作不是靠肌肉完成的，而是靠身體的質量造成的物理慣性。除非你用很重的重量，或者原本就是要做速度非常快的衝刺或跳躍訓練，否則在沒有外加負重的情況下，有可能做了 10 下深蹲，卻只有 5 下的肌肉訓練效果。

希望你放慢速度還有一個理由：讓身體更快適應新動作。肌肉是靠神經控制，而神經是靠大腦控制。大腦越不習慣的動作，就越需要給它足夠的時間察覺與調整。

對初學者來說 5 秒剛剛好，還不至於讓肌肉堆積大量乳酸與疲勞，沒有短到讓大腦無法反應，也不至於讓身體做出「習慣但不正確」的動作，或是用彈震、自由落體等方式完成動作導致事倍功半。當你可以用 5 秒做完動

作，繼續往 4 秒、3 秒邁進時，你就
能帶著大腦新適應的正確動作繼續練
習。

心急不盡然是壞事，這代表你的能力
還不錯，good job ！繼續跟著我往下
一個階段邁進吧！

# 04

# 安排
# 練習課表

按照順序做完 25 宮格，代表你不僅「了解」如何做深蹲，還進步到真正「做出」正確且適合你的深蹲。有了一，就可以累積到一百，但從零到一需要的是自信與對的方法。這一步很不容易，一旦跨出去就能從無累積到有。

接下來的任務是**把動作練熟**。你剛學會一個新動作，大腦也才剛剛產生了新的「指令組合」，每次操練動作時，大腦都需要耗費很多心力。這也是為什麼學習新動作總是特別容易累，特別需要專心。一稍微分心，動作就容易跑掉。

幸好重量訓練不像打球揮拍或跳舞，沒有複雜的方向與速度變化，大大減少練熟的難度。透過適當的課表，可以在幾週到幾個月內，有效率地把深蹲系列逐一練熟，讓後續的訓練計畫進行順利，達到你想要的效果。

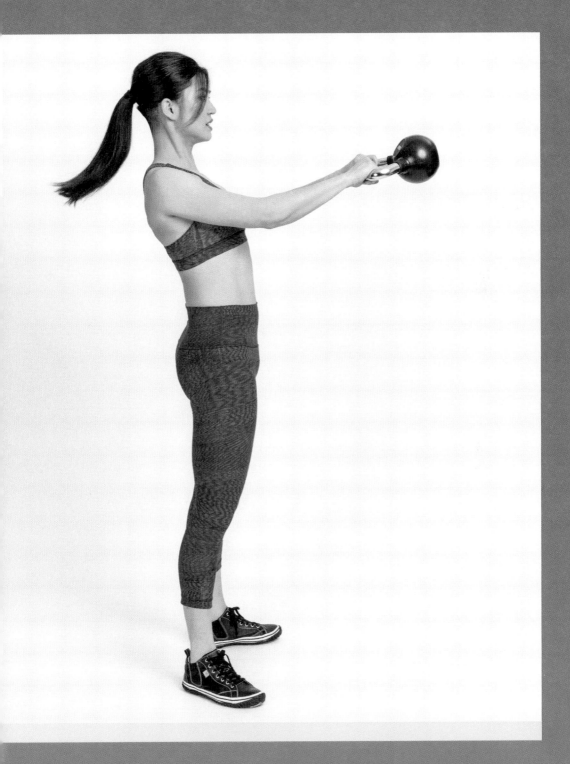

## 為什麼需要練習課表？

除了要把動作熟練，安排數週強度適中的練習課表還有以下原因：

### ● 讓身體組織適應

動作學習主要是神經系統在工作。肌肉與神經從「不會」到「會」的時間，比肌肉、肌腱、韌帶與骨頭還要迅速。肌腱與韌帶如果不適應不會馬上有明顯徵兆，通常練過一段時間才會發現，而一旦發現問題，短時間內很難好起來。有了訓練課表，就可以把這類初學者隱性傷害發生的機率降到最低，給組織時間適應，再往下一步邁進。

### ● 避免肌力不平衡

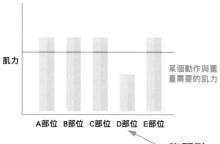

每個人身上多少都有肌肉不平衡。身體各部位肌肉的強弱，取決於我們最常做的活動。同樣工作一整天，坐辦公桌的人全身都不會很有力，尤其背部與前臂肌群最弱；長時間站立工作者的腳踝與腰特別緊繃，容易累積壓力。大部分的重量訓練會讓全身肌群一起參與，只是參與比例不同。如果大肌群可以負荷某個重量，但是某些小肌群無法，這些小肌群就會是你身上的「脆弱點」，最容易先受傷。為了避免在練習時煞風景，我們需要「強度中等、但不能太挑戰」的練習來度過這段肌肉不平衡時期。就算你覺得可以完全勝任，也最好告訴自己要有耐心。身體不會跟你預報它會發生什麼事，你只能提早為它準備。

> #### 一般初學者常見的脆弱點
>
> ☆ 前臂與手腕
> ☆ 上背部肩胛骨周圍肌群
> ☆ 肩膀
> ☆ 大腿後側

### ● 跨越「新手甜蜜期」

如果你想利用深蹲改善身體一些問題，例如讓腿比較有力、膝蓋不會沒

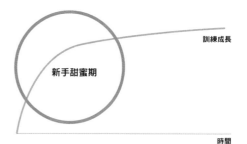

事發疼、改善體力、多留點汗，在新手甜蜜期就會得到不少成效。如果你想改善腿部線條，練出有力的雙腿，大重量深蹲，上山下海，運動場上叱吒風雲，你需要的顯然比進步快速的新手甜蜜期更多（請見下一章）。

新手甜蜜期雖然進步迅速，但是身體狀況還是不比老手穩定。練習課表可以給你強度適中且有效的漸進練習，讓你安全有效率地通過這段不穩定期，打好基礎，迎接後面更多的挑戰。

## 排課表的原則

排課表要注意以下幾項大原則：

### 1 第一要務：維持動作品質

訓練的重量、次數、強度與進步密切相關，但是在目前階段，好的動作品質才是首要任務，我們必須暫時刻意把練習強度控制在不犧牲動作品質的範圍內。等到身體熟悉了動作，就可以慢慢提高訓練強度。

### 2 適時漸進增加重量

如果你是重量訓練的新手，在頭幾個月內，通常重量會進步得比你想像的還要快（但不會無上限）。不是因為肌肉量增加了，而是前面提到的，你的「大腦」正在指揮肌肉與神經快速適應。你原本就有能力做到這個重量或動作，只是身體跟它不熟，

不一定能協調所有肌肉適當出力。

如果每週規律練習，進步曲線會在訓練數週到兩三個月內趨緩，也代表你正慢慢離開「新手甜蜜期」。在這段甜蜜期內，只要維持動作品質，身體沒有累積的疲勞與不適，你可以嘗試更重的重量。

一次加重的幅度可以是多少？我們平常手拿東西或背背包，只要多放 1 至 2 公斤就會感到吃力。深蹲用到的肌群大多是比上半身大很多的下半身肌肉，腿部動作一次加重可以在 4 到 10 公斤左右。不妨試試看！（這也是為什麼有時候我們在短期內體重增加了 3 至 5 公斤卻不會有明顯感覺，因為支撐身體的是腿不是手！）

### 3 增加動作變化

做重量訓練時，即使練同一部位，也盡量要有兩個以上的動作可以選擇。同理也適用於深蹲與腿部訓練。原因如下：

◈ 肌肉和關節是立體的，不是扁平的，同一條肌肉會因為分布方向、肌肉大小和頭尾連接位置，而負責多種不同角度的動作。只練一個動作很難達到最佳練習效果。這也是為什麼我還會介紹許多跟深蹲一樣練下半身肌群的動作。

◈ 根據日常習慣、天生差異與過去運

動經驗，每個人身上都會有肌力特別不足的脆弱點。為了降低長期練習單一動作對脆弱點造成的傷害，動作有變化可以幫我們打造完整的基礎肌力。

## 4 休息跟訓練一樣重要

談到課表的元素（幾組、幾下、幾個動作、每週練幾天等），最常被忽略的就是「休息」。我們的文化講求刻苦耐勞鞠躬盡瘁，講休息會顯得懶惰與不負責任。我的意思不是叫你安排很多休息，而是要你有計畫地把休息當成課表的參數。

肌肉在刺激與休息不斷循環之間會成長。肌肉受到刺激時會暫時比較脆弱，身體會用很多訊號提醒你應該要休息，像是疲勞、想睡、餓、慵懶無

力。如果訓練強度沒問題，這個過程大約會維持 24 至 72 小時。

等到休息充足，肌肉的能力會進步。這時身體已經準備好接受下一次刺激了。身體會在「製造刺激→休息→變更好→再刺激」的循環中逐漸進步。所以安排休息就跟安排練習課表一樣重要。

## 課表安排攻略

下面是練習課表架構。裡面每一個步驟與數字都是根據最新的訓練科學原則，以最適合入門者的方式設計出來的。這樣的課表特色在於：

◇ 符合重量訓練最基本的進步原則：漸進超負荷（progressive overload）。

◇ 時間彈性，能夠完全配合你的生活與工作調整。

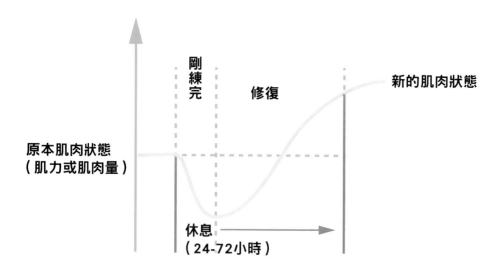

能夠兼顧「進步」與「降低傷害」兩大重點。

你也許在其他重量訓練書中沒有看過這樣的課表，因為多數課表都有預設以下前提：

◈ 把你當職業運動員，連續幾個月每週固定安排三四天以上的練習。

◈ 採用訓練運動員的邏輯，追求短期成效，未考慮將訓練長遠融入生活。

◈ 採用套裝式課表，不考慮個體差異，也忽略操作者的自主性。

傳統課表的安排方式有個優點，只要你的身體條件符合他的要求，時間不受工作與日常生活變動干擾，可以全部配合，成效會非常好。缺點是，如果你不符合條件（通常會有九成以上機率），你極有可能照著做了但是毫無成效。這不是健美女大生我寫這本書的目的。我相信所有人都可以訓練，也可以用自己的方式從訓練中得到好處。

## 第一次練習

練習的第一天，我們從下面幾個初始標準值開始：

**1** 徒手深蹲（負重版本是高腳杯深蹲或槓鈴深蹲，槓鈴深蹲請參考後面章節的動作教學）

**2** 蹲一次的時間為 2 至 6 秒

**3** 以你在「動作學習」章節能做到的最大動作範圍為準（低於水平，或是全蹲）

**4** 一組動作 8 下★，共做兩組

> ★為什麼是 8 下？可參考第二章的常見問題。

做完後，要檢查是否符合下面兩個「破關條件」：

**1** 無痛

**2** 每組動作力求達到「好」動作的標準（第二章）。確認至少有八成的「好」動作，也就是至少能做出 6 下以上的標準動作。

> **女大生的提醒**
>
> 下一次練習至少要在 48 小時後，間隔不要超過兩週。

在第二次練習中，可以選做下列其中一項當升級獎勵：

➡ 增加 1 組
➡ 增加 2 至 5 公斤

如果練習之後出現這些情況：

★ 疼痛或關節不適，影響生活
★ 每組動作有超過 20% 是「不良動作」
★ 兩週以上沒練

下一次練習就要**退回前一次的組數與重量**。直到符合破關條件選做升級獎勵。

照這樣的規則練習下去，直到練習次數達到 30 次，代表你對深蹲已經有一定的熟練度，可以脫離新手村，往下一階段邁進！

學習任何新技能都一樣，我們需要「打穩地基」。身體需要幾週到幾個月的適應與摸索，這也是為什麼要練習 30 次，按部就班練習 8 至 12 週的原因。沒有經過這些練習，身體的狀態會不穩定，難保不受到外在因素干擾（例如肌肉與肌腱因為日常習慣與不活動而疼痛、當天身體狀況不佳、前一天沒睡好、攝取營養不足、吃太少、不熟悉導致的風險等），讓你誤以為「好像做什麼都很容易受傷或無效」。只要照著女大生精心安排的流程，你的身體會真正準備好，能夠迎接後續各種不同組合的訓練計畫。

## 常見問題

**Q.**  **如果我在家用自己的啞鈴，增加到重量不夠用時怎麼辦？**

如果器材不足無法再增加重量，就只能增加組數。課表裡有兩個參數可以變動：增加重量（2 至 5 公斤），或增加一組。

當然以長遠來看，想要進步更多，我建議要排除「重量不夠」的阻礙。雖然增加組數重量都能增加練習的「強度」，但長期下來，重量增加能讓身體改變，是其他方式（增加組數、變換動作、一組做更多下）達不到的。可以漸進增加在家訓練器材的多樣性（例如買重一點的啞鈴），或是就近找有槓鈴的健身房（槓鈴是所有器材中最方便負重的一種）。

**Q.** **重量雖然增加，但是手快拿不動啞鈴了怎麼辦？**

這很正常，代表你進步了！通常手持 15 到 20 公斤以上的啞鈴在胸前，就會開始覺得「手比腳沒力」。這時候有兩種選擇：一是比照上一題的方法，每次練習都增加組數，直到手慢慢可以拿更重的啞鈴；二是換成槓鈴深蹲（參考後面章節）。當重量用「扛」而不是「用手拿」時，就不會有手比

腳先沒力的問題，而且可以突破目前重量上不去的困境。

### 「痛」就是「肌肉痠痛」嗎？即使已經隔了 48 小時肌肉還在痠痛，可以照練嗎？

肌肉痠痛跟疼痛不一樣。練完幾小時到三天之內出現的肌肉痠痛可稱為「遲發性肌肉痠痛」（Delayed Onset Muscle Soreness, DOMS），詳細的機制尚不明確，但主要研究指向和肌肉的微小創傷有關。這樣的痠痛大約會在一星期內復原，屬於重量訓練與運動的正常現象。是否該等到痠痛恢復才做下一次練習？不一定，因為痠痛延續的時間會比肌肉實際上修復的時間要長，且遲發性痠痛並不能當作恢復的唯一指標。也就是說，很多時候在痠痛完全恢復前，肌肉事實上已經修復好了。你會看這本書學深蹲，我預設你不是訓練很多年、對身體掌握度很高的進階者。「每次練習至少間隔 48 小時」的原則是一個平均值，但你個人的身體狀態，則要靠你細心觀察身體，把所有想到的與察覺到的線索記在筆記欄內，慢慢累積對自己身體的認識。如果遲發性肌肉痠痛讓你很不舒服，就先試著把間隔時間拉長，給肌肉多一點時間恢復。

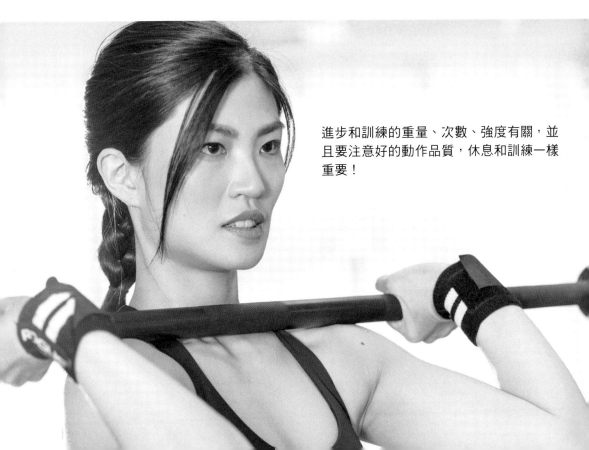

進步和訓練的重量、次數、強度有關，並且要注意好的動作品質，休息和訓練一樣重要！

# 練習記錄表

下面是個歷時 12 週，完整記錄 30 次練習過程的範例課表：

| 第幾次 | 日期 | 練習前評估 | 組數 | 重量 | 練習後評估 | 筆記 |
|---|---|---|---|---|---|---|
| 開始！ | 5/18 | | 2 | 徒手 | 每組動作是否有 80% 符合準則？➡ 是 | |
| 2 | 5/20 | 練完到現在是否無痛？ ➡ 是<br>是否間隔至少 48 小時至兩週？ ➡ 是 | 2 | 5kg | 每組動作是否有 80% 符合準則？➡ 是 | |
| 3 | 5/23 | 練完到現在是否無痛？ ➡ 是<br>是否間隔至少 48 小時至兩週？ ➡ 是 | 3 | 5kg | 每組動作是否有 80% 符合準則？➡ 是 | 練完髕骨周圍不舒服了兩天，醫生說無異狀 |
| 4（同2） | 5/28 | 練完到現在是否無痛？ ➡ 是<br>是否間隔至少 48 小時至兩週？ ➡ 是 | 2 | 5kg | 每組動作是否有 80% 符合準則？➡ 是 | |
| 5 | 5/30 | 練完到現在是否無痛？ ➡ 是<br>是否間隔至少 48 小時至兩週？ ➡ 是 | 2 | 8kg | 每組動作是否有 80% 符合準則？➡ 是 | |
| 6 | 6/2 | 練完到現在是否無痛？ ➡ 是<br>是否間隔至少 48 小時至兩週？ ➡ 是 | 3 | 8kg | 每組動作是否有 80% 符合準則？➡ 是 | |
| 7 | 6/4 | 練完到現在是否無痛？ ➡ 是<br>是否間隔至少 48 小時至兩週？ ➡ 是 | 3 | 12kg | 每組動作是否有 80% 符合準則？➡ 是 | |
| 8 | 6/7 | 練完到現在是否無痛？ ➡ 是<br>是否間隔至少 48 小時至兩週？ ➡ 是 | 3 | 15kg | 每組動作是否有 80% 符合準則？➡ 是 | |
| 9（同7） | 6/22 | 練完到現在是否無痛？ ➡ 是<br>是否間隔至少 48 小時至兩週？ ➡ 否，超過 2 週 | 3 | 12kg | 每組動作是否有 80% 符合準則？➡ 是 | 稍嫌吃力，可能較久沒有練 |
| 10（再退，同6） | 6/24 | 練完到現在是否無痛？ ➡ 是<br>是否間隔至少 48 小時至兩週？ ➡ 是 | 3 | 8kg | 每組動作是否有 80% 符合準則？➡ 是 | 上次練完膝蓋內側怪怪的，所以退回再上次 |
| 11 | 6/27 | 練完到現在是否無痛？ ➡ 是<br>是否間隔至少 48 小時至兩週？ ➡ 是 | 3 | 12kg | 每組動作是否有 80% 符合準則？➡ 是 | |
| 12 | 6/30 | 練完到現在是否無痛？ ➡ 是<br>是否間隔至少 48 小時至兩週？ ➡ 是 | 4 | 12kg | 每組動作是否有 80% 符合準則？➡ 是 | |
| 13 | 7/2 | 練完到現在是否無痛？ ➡ 是<br>是否間隔至少 48 小時至兩週？ ➡ 是 | 4 | 16kg | 每組動作是否有 80% 符合準則？➡ 是 | 最後一組比較吃力 |
| 14 | 7/5 | 練完到現在是否無痛？ ➡ 是<br>是否間隔至少 48 小時至兩週？ ➡ 是 | 5 | 16kg | 每組動作是否有 80% 符合準則？➡ 是 | |

| 15 | 7/7 | 練完到現在是否無痛？ ＿ 是<br>是否間隔至少 48 小時至兩週？ ＿ 是 | 6 | 16kg | 每組動作是否有 80% 符合準則？ ＿ 否，第六組腳很軟做到第五下就都很明顯夾膝蓋 | |
| 16<br>（同 14） | 7/9 | 練完到現在是否無痛？ ＿ 是<br>是否間隔至少 48 小時至兩週？ ＿ 是 | 5 | 16kg | 每組動作是否有 80% 符合準則？ ＿ 是 | |
| 17 | 7/12 | 練完到現在是否無痛？ ＿ 是<br>是否間隔至少 48 小時至兩週？ ＿ 是 | 5 | 20kg | 每組動作是否有 80% 符合準則？ ＿ 是 | |
| 18 | 7/16 | 練完到現在是否無痛？ ＿ 是<br>是否間隔至少 48 小時至兩週？ ＿ 是 | 5 | 25kg | 每組動作是否有 80% 符合準則？ ＿ 是 | 隔天腿蠻痠的 |
| 19 | 7/18 | 練完到現在是否無痛？ ＿ 是<br>是否間隔至少 48 小時至兩週？ ＿ 是 | 5 | 28kg | 每組動作是否有 80% 符合準則？ ＿ 否，最後兩組動作大概一半很明顯不標準 | |
| 20<br>（同 18） | 7/21 | 練完到現在是否無痛？ ＿ 是<br>是否間隔至少 48 小時至兩週？ ＿ 是 | 5 | 25kg | 每組動作是否有 80% 符合準則？ ＿ 是 | |
| 21 | 7/25 | 練完到現在是否無痛？ ＿ 是<br>是否間隔至少 48 小時至兩週？ ＿ 是 | 6 | 25kg | 每組動作是否有 80% 符合準則？ ＿ 否，第六組很吃力，動作不好 | |
| 22<br>（同 20） | 7/27 | 練完到現在是否無痛？ ＿ 是<br>是否間隔至少 48 小時至兩週？ ＿ 是 | 5 | 25kg | 每組動作是否有 80% 符合準則？ ＿ 是 | |
| 23 | 8/2 | 練完到現在是否無痛？ ＿ 是<br>是否間隔至少 48 小時至兩週？ ＿ 是 | 5 | 28kg | 每組動作是否有 80% 符合準則？ ＿ 是 | 練完隔天鐵腿，可能因為一個禮拜沒練 |
| 24<br>（同 22） | 8/5 | 練完到現在是否無痛？<br>否，肌肉很痠，鐵腿三天<br>是否間隔至少 48 小時至兩週？ ＿ 是 | 5 | 25kg | 每組動作是否有 80% 符合準則？ ＿ 是 | 練完後上次的肌肉痠痛有減少耶 |
| 25 | 8/7 | 練完到現在是否無痛？ ＿ 是<br>是否間隔至少 48 小時至兩週？ ＿ 是 | 5 | 28kg | 每組動作是否有 80% 符合準則？ ＿ 是 | |
| 26 | 8/10 | 練完到現在是否無痛？ ＿ 是<br>是否間隔至少 48 小時至兩週？ ＿ 是 | 6 | 28kg | 每組動作是否有 80% 符合準則？ ＿ 是 | 最後一組蠻累，但動作可以標準，好像進步了！ |
| 27 | 8/12 | 練完到現在是否無痛？ ＿ 是<br>是否間隔至少 48 小時至兩週？ ＿ 是 | 6 | 30kg | 每組動作是否有 80% 符合準則？ ＿ 是 | 30kg 感覺起來跟 28kg 累度差不多 |
| 28 | 8/15 | 練完到現在是否無痛？ ＿ 是<br>是否間隔至少 48 小時至兩週？ ＿ 是 | 6 | 35kg | 每組動作是否有 80% 符合準則？ ＿ 否，最後兩組最後幾下重心很不穩 | |
| 29<br>（同 27） | 8/17 | 練完到現在是否無痛？ ＿ 是<br>是否間隔至少 48 小時至兩週？ ＿ 是 | 6 | 30kg | 每組動作是否有 80% 符合準則？ ＿ 是 | |
| 30 | 8/20 | 練完到現在是否無痛？ ＿ 是<br>是否間隔至少 48 小時至兩週？ ＿ 是 | 6 | 33kg | 每組動作是否有 80% 符合準則？ ＿ 是 | 恭喜你獲得深蹲俱樂部會員資格！ |

★ 書末附有空白表格

# 05

# 你的訓練目標
# 與計畫

首先，歡迎你進入健美女大生深蹲俱樂部。經過 25 宮格與 30 天練習課表的洗禮，你已經把身體準備好，正式成為「會做深蹲的人」。現在萬事俱備，我們要進入「訓練計畫」。

我相信，你會翻開本書不是因為「深蹲」是你的終極目的。你聽過深蹲，想著深蹲，對深蹲感到好奇，一直到下定決心好好學習，走進書店並翻開這本書（好吧，也有可能是從網路書店買啦），一定是因為你有個「目標」與深蹲有關，促使你現在正閱讀這段文字。現在就讓我們好好來看，如何利用深蹲達到你想要的目標。

## 在這一章裡可以學到

① 釐清你想達到的目標，是健康、身材，還是力量？

② 三個目標可以一次達成嗎？

③ 健美女大生的三種訓練計畫：

★ 維持健康的計畫
★ 增肌訓練
★ 減脂訓練

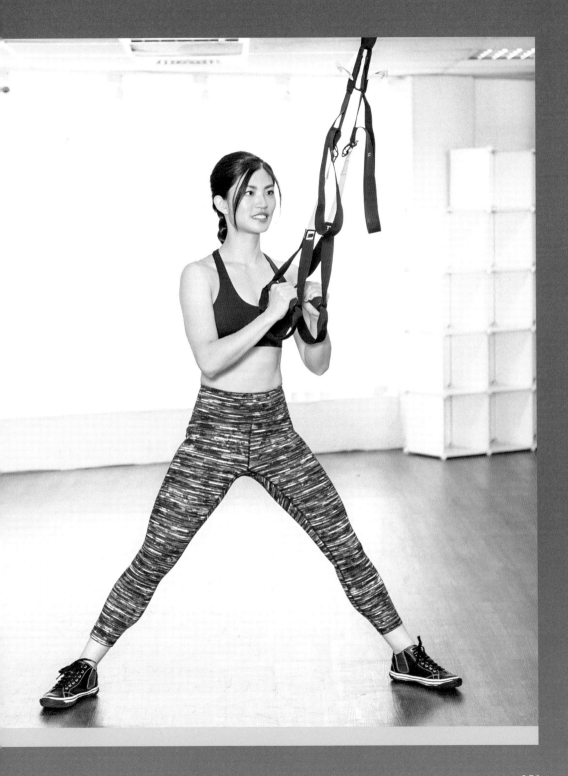

# 你想達到的目標

我們可以將目標分成三大類：健康、身材、力量。

## ● 健康

因為健康的定義廣泛，因此要再做詳細定義。這裡我們以「透過重量訓練或練深蹲」可以有幫助的「健康」為指標。指標有以下幾個：

- ◆ 增加心血管能力，讓你不再氣喘吁吁，降低高血壓、高血脂、高血糖、某些心臟疾病機率（改善**心血管系統**）。
- ◆ 增加身體活動能力，讓你不再力不從心；改善不良姿勢、脊椎與膝蓋毛病、骨質疏鬆、肌肉量太低造成的代謝率降低、降低受傷率（**神經骨骼肌肉系統**）。
- ◆ **緩衝多種不良生活形態**，例如糟糕飲食造成的傷害，久坐對身體機能的損害，或高糖飲食造成的胰島素分泌失調與細胞病變。
- ◆ **降低老化對身體的衝擊**，如肌肉量降低，骨質密度下降，代謝減緩。

總體來說，透過重量訓練「維持並優化身體正常生活所需要的生理機能」，都算在健康範圍內。

## ● 身材

好身材定義因人而異，而且跟「增加特定部位體積」或「改變特定部位間比例」以調整視覺效果有關，例如：

**1** 調整飲食減低內臟脂肪含量，並增加背部與臀腿肌肉量，可以讓腰部看起來比較細。

**2** 透過訓練增加臀部肌肉量或是減少腰圍，可以讓屁股看起來比較翹。我們可以用正確的訓練計畫來**增加（特定部位）肌肉量**，並增加熱量消耗來**減少體脂肪**。

## ● 力量

訓練肌肉最大的價值就是力量增加，強化身體功能，甚至可以說，肌力提升可以解決許多你想都沒想過的問題：

**1** **提升運動技術：**傳統上認為肌力與運動技術分屬不同領域，然而研究已一再證實，提升肌力才是運動場上的勝負關鍵。如果不把肌力獨立出來訓練，幾乎所有運動都會在中期遇到瓶頸，或是因為不可逆的傷害而被迫提早放棄。

**2** **預防傷害**：腳踝扭傷、肌肉拉傷、平衡感不好……肌力提升能降低大多數日常與運動場上受傷的機率。

**3** **維持身體活躍度**：肌力好，代表身體能承受的活動量與活動強度較大，而較大的活動量與活動強度會進一步增加肌力。

**4** **延長壽命**：不斷有更多新研究顯示，肌肉力量是「活更久」與「健康活更久」的重要指標之一。這不難想像，因為力量大的人能做更多活動，預防更多傷害，進而提升生活品質。

## 三個目標可以一次達成？

我們都會希望三者一次到位。誰不想擁有健康理想的身材，還有強健好用的身體呢？然而這會是訓練計畫最關鍵且微妙之處：三種目標有時相輔相成，有時相生相剋。影響的主要因素有兩個：

**1** **你有多少時間？**
做訓練計畫第一要考慮「時間」。扣除一天 7 到 9 小時的睡眠、工作、與家人相處，剩下的時間你可以自由分配。
以世界衛生組織（WHO）頒布的標

準，18 歲至 64 歲成年人想要改善基本健康（增加心血管健康與肌力、骨骼健康、降低憂鬱症與非傳染性疾病），除了低強度的日常活動與有氧運動外，一週至少要做兩次以上的「大肌群肌力訓練」。想要獲得更多健康的好處，則需要再增加訓練量與時間。

練健康會比練身材與練力量容易，後者通常包含相當程度的增肌、減脂與增加訓練重量。如果你想要改變身材並且變得更有力，或者想要跟 instagram 上看到的健身模特兒一樣，那麼你一週可能不能只練兩次，而是三次以上。

**2** **你想做到什麼程度？**
你現在心中一定默默想著：「所以我一週練不到三天，這輩子就跟翹臀、結實大腿或女力士無緣了嗎？」當然不是。好消息是，第一點的結論只說了一半。考量目前可以且願意投入的時間後，你該問下一個問題：「針對我的目標，我要做到什麼程度？」如果你從來沒有規律運動的習慣，你在重量訓練初期幾乎會三者皆得：健康狀況變好、健檢單上的紅字減少、覺得身體變有力、肌肉也不再像從前那樣鬆垮垮。如果你一週至少訓練兩次，這樣的蜜月期通常會持續半年到

一年左右。你的健康、身材與力量會隨著投入程度提升，然後進步逐漸趨緩，直到近乎持平。

到這個時候想要繼續進步就必須取捨。你需要選擇一個主要目標，在不影響主要目標的前提下，盡可能維持另外兩者：

### ▶ 主要目標是健康

一週做兩到三次重訓會帶給你非常多好處。如果沒有更大的動機去投入更多時間，你的首要目標便是維持這樣的訓練步調。我們的做法比較彈性，讓大肌群一週至少訓練一次，變化訓練內容與種類，增加新鮮感，並且顧及關節與肌力平衡。

### ▶ 主要目標是身材

如果你希望降低體脂肪，追求線條，或是特定部位明顯增肌（例如翹臀或線條分明的大腿），你得進一步思考，你希望衣服變鬆？腰圍變小？還是身材跟健美選手或模特兒一樣？

極端的身材（例如健美選手或是網路上一些模特兒，這些極端身材女性的平均體脂可能低於 16% 至 18%，男性低於 5% 至 8%）很大程度必須用健康與力量的好處來換。舉例來說，可能會飲食失調（因為長期嚴格控制飲食）、犧牲社交生活（每天訓練好

幾小時和飲食控制）、女性停經或婦科問題、訓練壓力引發的內分泌與神經系統症候群，或是運動增強輔助藥物的副作用等等。這些都是職業級運動不會告訴大眾的祕密。追求單一目標極大化難免會採用以上手段，也誤導很多人設定出與現實不符的目標。

當然，只要時間與知識充足，搭配設計縝密的個人訓練計畫、調節作息與壓力管理，是可以降低追求身材對健康產生的不良副作用，只是你必須想清楚，自己真正要的是什麼。

### ▶ 主要目標是力量

這個目標類似於運動員追求最高運動表現。當你樂於做訓練，希望不斷挑戰與精進自己，就會開始喜歡重量一點一點加上去的成就感。以槓鈴深蹲為例。在我的教學經驗裡，一個身體活動能力正常、沒有任何神經統合或肌肉骨骼系統問題的初學者，在一週兩次循序漸進訓練下，假以時日幾乎都可以做到體重 0.8 至 1.2 倍的重量。這個範圍約略也是經驗上「練健康」的人所能做到的上限。

如果想要更精進，往體重 1 倍、1.5 倍甚至是 2 倍以上重量邁進，你在努力之下會接近目標，但也會壓縮另外兩者的空間。

舉例來說，當力量是首要目標時，就

很難同時「體脂降很低」。每個人的體態當然會隨基因、生活型態與過去訓練經驗而異，但同時追求力量提升與瘦身，無異於讓身體一邊建造自己，又一邊拆掉自己。

## 三種訓練計畫

接下來要正式進入訓練計畫。你會學到健美女大生獨家設計的三種計畫形式：

◆ 維持健康訓練計畫
◆ 增肌訓練計畫
◆ 減脂訓練計畫

不需要只選其中一個計畫，從此對它此生不渝。事實上，計畫執行的時間一旦增長，進步的邊際效益就會遞減，因此，你可以在一項計畫結束後切換到另一項。這是訓練計畫最有價值的地方：讓身體階段性地「不適應」，創造出原本達不到的進步空間，身體在這樣周而復始的循環中會不斷進步。

## 1 維持健康訓練計畫（無限期）

這個計畫的目標是讓你用最有效率的方式，得到重訓給身體健康的好處，並且維持肌肉量。訓練量不會很大，通常一週不用花到三小時。

維持健康訓練計畫分為兩種：力竭，與不力竭：

### ▶ 不力竭的訓練

不力竭的定義為：**在指定次數內以同樣的品質與速度做完，並且自我評估有餘力至少再做幾下**。如果你屬於以下三種人，我會推薦用這種練法，因為你目前的首要之務是讓身體學會正確動作：

① 初學者
② 對動作還不熟
③ 規律運動未連續超過半年

做法

**1** 「主要動作」與「輔助動作」每週做 6 到 8 組，每組用不力竭的重量做 8 到 12 下（若是單腳動作，兩腳各做 8 到 12 下，但須注意單腳動作的疲勞與痠痛程度會大於雙腳）。

**2** 這 6 到 8 組可以拆成不同組合，一次最少做 3 組。同類別的動作不限定一次只選一個，可以選擇一或兩個不同的組合。

總結

一周內主要動作做 6 到 8 組，輔助動作也是 6 到 8 組。每組中間休息 1 至 2 分鐘。

# 計畫範例

以下為以一週為單位，示範不力竭維持健康型訓練計畫。

一週訓練兩天：

|  | 週一 | 週二 |  | 週三 | 週四 |  | 週五 | 週六 | 週日 |
|---|---|---|---|---|---|---|---|---|---|
| 動作 |  | 高腳杯深蹲 | 單腳硬舉 |  | 側蹲 | 單腳硬舉 |  |  |  |
| 組數 × 次數 |  | 4×12 | 4×8 |  | 3×8 | 4×12 |  |  |  |
| 重量 |  | 12.5kg | 6kg |  | 8kg | 4kg |  |  |  |

家裡有壺鈴，一週會有一天上健身房，可以這樣安排：

|  | 週一 | 週二 |  | 週三 | 週四 | 週五 | 週六 |  | 週日 |
|---|---|---|---|---|---|---|---|---|---|
| 動作 |  | 後腳點地單腳深蹲 | 盪壺 |  |  |  | 槓鈴深蹲 | 負重單腳橋式 |  |
| 組數 × 次數 |  | 4×10 | 4 組，每組連續盪 1 分鐘 |  |  |  | 4×8 | 4×12 |  |
| 重量 |  | 徒手 | 8kg |  |  |  | 30kg | 30 磅啞鈴 |  |
| 備註 |  | 在家練習 |  |  |  |  | 健身房 |  |  |

如果一週只能練習一次可以照下表安排。只是要注意，訓練間隔時間比較長，且一次訓練量較大，隔天可能會有較嚴重的遲發性肌肉痠痛：

| | 週一 | 週二 | 週三 | 週四 | 週五 | | | | 週六 | 週日 |
|---|---|---|---|---|---|---|---|---|---|---|
| 動作 | | | | | 側蹲 | 後腳抬高單腳深蹲 | 單腳硬舉 | 單腳橋式 | | |
| 組數 × 次數 | | | | | 4×8 | 3×8 | 4×10 | 4×12 | | |
| 重量 | | | | | 徒手 | 10kg 啞鈴×2 | 5kg 啞鈴×2 | 徒手 | | |
| 備註 | | | | | 在家訓練 | | | | | |

想加強鍛鍊心肺能力，維持體能，可以練習盪壺與借力推深蹲：

| | 週一 | 週二 | 週三 | 週四 | 週五 | 週六 | | 週日 |
|---|---|---|---|---|---|---|---|---|
| 動作 | 原地弓箭步蹲 | 盪壺 | | 盪壺 | | 壺鈴借力推深蹲 | 盪壺 | |
| 組數 × 次數 | 4×10 | 3組，每組連續盪1分鐘 | | 3組，每組連續盪1分鐘 | | 4×10 | 3組，每組連續盪1分鐘 | |
| 重量 | 4kg×2 | 12kg | | 12kg | | 12kg | 12kg | |
| 備註 | | | | | | | | |

## ▶ 接近力竭的訓練

力竭的定義為：指定次數快做完時，**動作已明顯變慢，且自我評估頂多只能再用正確動作做一兩下**。初學者跟進階者都能說出自己在特定重量下什麼時候接近力竭，但是動作熟練且經驗較豐富的人，力竭較接近於實際肌肉能力上限（相較之下，初學者容易因為動作不熟練、乳酸堆積與其他因素，無法精確判斷），因此較有能力

用接近力竭的方式訓練。由於維持健康型計畫訓練量不高，用接近力竭的方式訓練能夠給肌肉更多刺激，增加訓練效益。

怎樣的人適合接近力竭的訓練：

◆ 規律做重量訓練超過半年。

◆ 深蹲動作熟練，範圍至少做到大腿與地面平行，能用體重 0.8 至 1 倍的重量做出標準的槓鈴深蹲，或能用 0.5 倍體重的重量做出標準的後腳抬高式深蹲。

做法

**1** 「主要動作」與「輔助動作」每週做 5 到 7 組，每組用接近力竭的重量做 6 到 10 下（若是單腳動作，兩腳各做 6 到 10 下，但須注意單腳動作的疲勞與痠痛程度會大於雙腳）。

**2** 這 5 到 7 組可以拆成不同組合，一次最少做 3 組。同類別動作不限定選一個，可以選擇一或兩個不同的組合。

一周內主要動作做 5 到 7 組，輔助動作 5 到 7 組。每組中間休息 2 至 3 分鐘。

要注意的是，接近力竭的練法需要神經與肌肉高度配合，所以在每個動作開始之前，除了基本的動態伸展熱身外，建議加做 1 至 2 組重量比較輕的「熱身組」，讓相關肌群與關節做好準備，訓練做得更順利，較不容易因為強度一下變大，使得肌肉與關節不舒服。

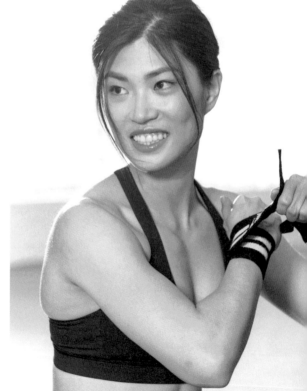

如果想要改變身材並且變得更有力，跟 IG 上的健身模特兒一樣，你一週要練三次以上

# 計畫範例

以下同樣為以一週為單位安排接近力竭的維持健康型訓練計畫。

一週訓練兩天：

| | 週一 | 週二 | | 週三 | 週四 | | 週五 | 週六 | 週日 |
|---|---|---|---|---|---|---|---|---|---|
| 動作 | | 槓鈴深蹲 | 單腳硬舉 | | 側蹲 | 溫壺 | | | |
| 組數 × 次數 | | 4×8 | 4×6 | | 3×10 | 3 組，每組連續溫一分半鐘 | | | |
| 重量 | | 40kg | 18kg | | 徒手 | 12kg | | | |
| 備註 | | | | | | | | | |

家裡有壺鈴，一週會有一天上健身房，可以這樣安排：

| | 週一 | 週二 | 週三 | 週四 | 週五 | 週六 | | 週日 |
|---|---|---|---|---|---|---|---|---|
| 動作 | 登階 | 溫壺 | | | | 槓鈴深蹲 | 負重單腳橋式 | |
| 組數 × 次數 | 4×10 | 3 組，每組連續溫 1 分鐘 | | | | 3×6 | 4×8 | |
| 重量 | 徒手 | 16kg | | | | 30kg | 30 磅啞鈴 | |
| 備註 | 在家練習 | 在家練習 | | | | 健身房 | | |

如果一週只能練習一次可以照下表安排。只是要注意，訓練間隔時間比較長，且一次訓練量較大，隔天可能會有較嚴重的遲發性肌肉痠痛：

| | 週一 | 週二 | 週三 | 週四 | 週五 | | | | 週六 | 週日 |
|---|---|---|---|---|---|---|---|---|---|---|
| 動作 | | | | | 弓箭步 | 後腳抬高單腳深蹲 | 單腳硬舉 | 單腳橋式（腳墊高） | | |
| 組數 × 次數 | | | | | 3×10 | 2×6 | 4×6 | 2×10 | | |
| 重量 | | | | | 16kg | 15kg 啞鈴 ×2 | 25kg | 徒手 | | |
| 備註 | | | | | 在家訓練 | | | | | |

想加強鍛鍊心肺能力，維持體能，可以練習盪壺與借力推深蹲：

| | 週一 | 週二 | 週三 | 週四 | 週五 | 週六 | | 週日 |
|---|---|---|---|---|---|---|---|---|
| 動作 | 槓鈴深蹲 | 盪壺 | | 盪壺 | | 壺鈴借力推深蹲 | 盪壺 | |
| 組數 × 次數 | 4×8 | 2 組，每組連續盪一分鐘 | | 3 組，每組連續盪 2 分鐘 | | 3×8 | 2 組，每組連續盪 1 分鐘 | |
| 重量 | 20kg | 16kg | | 12kg | | 12kg | 16kg | |
| 備註 | | | | | | | | |

## 2 增肌型訓練計畫（三個月）

不管你做的是重量訓練還是其他運動，或只是日常活動，要增加肌肉量必須做到兩件事：適當訓練壓力（訓練強度與訓練量）、適當的修復時間。肌肉是靠「壓力—修復」不斷地循環成長，只要不斷滿足這個循環，任何運動與活動都能增加肌肉量。但是，如果你的運動目標「以增肌為最優

先」，就得要適當安排訓練，讓增肌效果最大化。這個增肌訓練計畫就是你的首選。

## 如何製造適當的訓練壓力？

肌肉「感覺到壓力」，就會增加肌肉量，好讓下次壓力出現時能應付得過來。以重量訓練來說，有兩個交互影響的因素會構成壓力：訓練強度和訓練量。

訓練強度：是指肌肉有多「吃力」。「重量重一點」與「接近力竭」都會讓肌肉吃力，也是最常用的強度調整方式。

訓練量：是指「你的肌肉多常用力」。就算強度設定得很理想，但如果訓練量太低，增肌的效率也不會很好。

對同一個人來說，肌肉在某個特定時間點能承受的總訓練壓力是一定的。隨著「壓力—修復」的循環次數增加，肌肉能承受的壓力上限也會提高。想要肌肉量持續增加，就得慢慢調高訓練強度與訓練量。

## 如何修復？

想要讓增肌效果持續，肌肉能承受更多訓練壓力，靠的就是每一次良好的修復。修復最重要的參數就是時間。訓練過後良好的修復平均需要 24 至 72 小時。

女大生深蹲增肌計畫包含**四個訓練強度區間與使用重量：**

| | | |
|---|---|---|
| **大重量週** | 動作自選，並選一個可以做 6 到 8 下會感到吃力（但不到接近力竭）的重量 | |
| **中重量週** | 動作自選，並選一個可以做 8 至 12 下會接近力竭的重量 | 如果是單邊動作，完成一邊就算一組。譬如要做 4 組，就是左右各做 2 組。 |
| **小重量週** | 動作自選，並選一個可以做超過 12 下會完全力竭的重量 | 每週輔助動作組數為 4 至 6 組，每組 8 至 12 下，要做到接近力竭（盪壺除外）。 |
| **休息周** | 做任何非重量訓練的活動一至二小時，例如出外踏青、騎自行車、打球、游泳 | |

設定好的組可以拆成不同組合，**最少一次做 3 組**。同一類別動作不限定一次只能選一個（但如果動作不熟悉，建議至少連續三週都要排入同一動作），可以選擇幾個不同的組合。

|  | 中重量週 | 大重量週 | 小重量週 | 休息週 |
|---|---|---|---|---|
| 第一個月（低訓練量） | 6-8 組 | 6-8 組 | 6-8 組 | 爬爬山 |
| 第二個月（中訓練量） | +1-2 組 | +1-2 組 | +1-2 組 | 騎自行車 |
| 第三個月（高訓練量） | +1-2 組 | +1-2 組 | +1-2 組 | 跑步（週三）游泳一小時（週日） |

到了第三個月（高訓練量），一週有可能最多達到 12 組。可以分兩到三天完成。如果要在同一天內完成，可選擇不同的動作組合。要注意的是，為保持最佳效率，三個月增肌計畫結束後，請先轉成維持健康計畫，或減脂計畫，勿持續增加訓練量。

### 正常的增肌速度及量測方式

不管用什麼方式訓練，身體增肌都有速度上限。初學者在一兩個月內平均能增加 0.5 公斤左右的肌肉，一個月能增加 1 公斤就是非常不錯的成果。

由於自然增肌速度會落在用一般電阻式量測儀（如 inbody）結果的誤差範圍內，因此建議每一到兩個月測量一次即可，並且要配合量體圍與拍照，避免患得患失或有錯誤期待。

## 計畫範例（主要動作）

下面是一週訓練 1 至 2 次的增肌計畫：

|  | 中重量週 | | 大重量週 | | 小重量週 | | 休息週 |
|---|---|---|---|---|---|---|---|
| 第一個月（組數 × 次數） | 槓鈴深蹲 3×8 | 弓箭步蹲 4×10 | 槓鈴深蹲 6×6 | | 槓鈴深蹲 4×12 | 弓箭步蹲 4×15 | 騎自行車 |
| 第二個月（組數 × 次數） | 槓鈴深蹲 4×8 | 後腳抬高深蹲 4×8 | 槓鈴深蹲 6×6 | 後腳抬高深蹲 4×8 | 槓鈴深蹲 4×12 | 後腳抬高深蹲 5×12 | 跑步機 50 分鐘 爬山 |
| 第三個月（組數 × 次數） | 槓鈴深蹲 6×8 | 登階 4×10 | 槓鈴深蹲 6×6 | 登階 5×10 | 後腳抬高深蹲 6×12 | 登階 5×15 | 游泳 1 小時（兩次） |

## ● 增肌的飲食與作息

增肌對身體來說是一件相當「費勁」的事，因為身體必須「創造出」原本不存在的東西。所以增肌不能光靠運動，一天 24 小時對身體做的事都會影響增肌效果。雖然詳細的飲食調整不是本書主要重點，但因為對於增肌效果會有不小的影響，因此女大生列出「有助於增肌的飲食三大原則」，不論你原本採用什麼飲食方式，只要符合這三大原則，就能讓飲食符合增肌的需求。

## ● 增肌三大飲食原則

1 避免減重飲食，增肌的飲食關鍵在於「給身體充足建材」製造肌肉。這不代表你一定需要額外的營養補充品，而是要預先規劃好每一餐的時間與食物，在非必要的情況下，盡量不要進行節食計畫。

2 每一餐都吃到蛋白質。蛋白質是肌肉的最重要建材之一，因此每一餐都要能攝取各種不同來源的蛋白質。如果無法於正餐取得好的蛋白質來源，才考慮營養品。營養品通常在加工過程中流失掉大部分自然食物含有的各種微量營養素，捨食物選營養素雖然方便，但是長期仍難以取代肉、魚、蛋奶、穀物與豆類等自然存在的蛋白質能帶給身體的好處。

3 適量攝取碳水化合物是增肌的另一個關鍵。碳水化合物是身體最容易利用的能量來源，也是「增肌」的理想能量來源。以台灣一般飲食來看，只要沒有刻意執行「低碳飲食」，不用擔心碳水化合物不足。要注意的是選擇複雜型的碳水化合物（如澱粉或根莖類蔬菜、雜糧與豆類），盡量壓低精緻碳水化合物（加工與過度烹調的澱粉與甜食）的比例。

## ● 增肌的作息

1 睡覺時數 7 至 9 小時。充足睡眠能把有助於增肌的身體功能與賀爾蒙調整到最佳狀態。雖然科學進步至今，但仍然沒有任何方式可以取代睡眠的修復功能。如果你長期保持每天睡 7 到 9 小時，偶爾一天睡眠不足並不會有太大影響。但如果常常連續睡眠不足，增肌效果就會大打折扣（而且你八成也不會運動，身體也會跟不上安排好的訓練進度）。

2 保持好的壓力平衡。壓力對身體是兩面刃。壓力太少，身體沒有適當刺激會慵懶遲鈍，快速退化；壓力太大身體會「崩潰」，嚴重一點會有焦慮、睡眠問題、神經失調、內分

泌失調，導致增肌與減脂困難。唯有壓力適度，身體才會有最佳表現。因此，在訓練壓力較大的情況下（強度高或訓練量大），也要調整生活其他面向以達到最佳壓力狀態。冥想、瑜伽、按摩、凡事預先規劃、保持平穩的生活步調、多花時間在自己喜歡的事以及跟喜歡的人共處，都是很好的減壓方式。

## 3　減脂型訓練計畫（三個月）

運動減脂的最高準則，就是盡可能讓每次訓練（在正確與安全原則下）消耗最多的能量。理論上，大重量消耗的能量會比輕重量多，但是大重量讓肌肉沒力的速度更快，而且需要很多修復時間，因此在減脂計畫裡，重量是否不斷進步就不是優先目標。只要安排妥當，深蹲會是很好的減脂計畫，因為主要會動用到軀幹與下肢肌群，這些肌群占了全身肌群的 60% 至 70%，因此比其他動作更有燃脂的優勢。

做減脂型訓練計畫前要注意幾個事項：

◆ 建議先做完三個月增肌計畫再開始減脂。因為減脂運動會給身體較多累積性疲勞，而這類型的疲勞是導致運動傷害的最主要原因之一，而且不像急性傷害那樣容易察覺，通常會需要更久的時間恢復。肌肉量在預防傷害的世界裡扮演了一個至為關鍵的角色，為了長遠的效果，「增肌」是所有想要減脂的善男信女的最佳原則。

◆ 減脂計畫超過三個月就要轉做其他訓練，例如增肌、維持健康型或力量型訓練，因為降低體脂肪難免會有輕微的肌肉量與肌力流失，降低減脂型訓練的邊際效益，直到接近於零，就像是身體產生了抗藥性一樣。

減脂訓練計畫有以下原則：

### ▶ 四個強度組

A. 連續慢跑 30 分鐘。無法慢跑可以踩靜態腳踏車（強度為無法邊踩邊看書）。

B. 主要動作和輔助動作各選一個，連續交互做，每次 20 下（不力竭），休息 30 秒，共循環 5 次。

C. 連續盪壺 1 分鐘（8kg 以上），休息 1 分鐘，共 8 組。

D. 啞鈴（或壺鈴）借力推，30 秒內盡量做到最多下，休息 2 分鐘，重複 4 次。

把 12 週分成四塊，每三週為一個區塊。第一區塊需要做 ABCD 四種強度組各 3 次；第二區塊需要做 3 次 A、4 次 B、3 次 C 與 2 次 D；第三區塊需要做 3 次 A、2 次 B、4 次 C 與 3 次 D；第四區塊需做 3 次 A、3 次 B、2 次 C 與 4 次 D。

▶ **彈性調整**

體能難免會上上下下。如果感覺當天身體狀況特別好，可以在每個區塊內讓同一強度組「加餐」一次。A 的加餐方式為增加時間，BCD 為增加組數或重量。請確實記錄加餐的「分量」。

## 計畫範例

| | | 週一 | 週二 | 週三 | 週四 | 週五 | 週六 | 週日 |
|---|---|---|---|---|---|---|---|---|
| A=3 B=3 C=3 D=3 | 第 1 週 | A | | B | | C | | D |
| | 第 2 週 | A | | B | | C | | D |
| | 第 3 週 | A | | B | | C | | D |
| A=3 B=4 C=3 D=2 | 第 4 週 | A | | B | | C | | D |
| | 第 5 週 | A | | B | | C | | B |
| | 第 6 週 | A | | B | | C | | D |
| A=3 B=2 C=4 D=3 | 第 7 週 | A | | B | | C | | D |
| | 第 8 週 | A | | C | | C | | D |
| | 第 9 週 | A | | B | | C | | D |
| A=3 B=3 C=2 D=4 | 第 10 週 | A | | B | | C | | D |
| | 第 11 週 | A | | B | | C | | D |
| | 第 12 週 | A | | D | | B | | D |

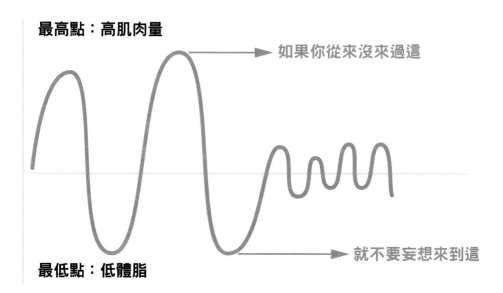

最高點：高肌肉量

如果你從來沒來過這

最低點：低體脂

就不要妄想來到這

### ● 適當的減脂速度

想要維持減脂效果又不要快速復胖，一個月減 1% 算是不錯的成果，一個月減 2% 就算非常快。我們會在各種激勵影片或是健美與健體選手備賽紀錄看到，他們能以驚人速度在幾個月內大幅降低體脂肪，他們能做到的原因在於：

◆ 他們投入的努力超過你能想像。除非你立志要做職業選手，或是壓縮原本的生活方式轉而花更多時間投入減脂計畫，否則，他們使用的方式給身體帶來的強烈變動，絕對無法讓你維持你目前的生活型態。另外，他們在短期內達到的驚人減脂效果如白駒過隙。我們看到極端比賽等級的體態，通常只能維持數小時或數天。

◆ 他們反覆活在「幾個月大量增肌」與「幾個月大量減脂」的循環中不斷震盪。但是他們經年累月打下了身體資本，即使在減脂期燒掉很多肌肉，還是有大量肌肉存在，給代謝的衝擊沒有你這麼大。原本沒有太大肌肉量，也沒打算花幾年建立肌肉本的人，打算縱身躍入這「肌肉大富翁」的遊戲前，務必三思。

### ● 減脂的飲食與作息

減脂型訓練是所有計畫裡面對飲食與作息最敏感的一種。也就是說，飲食與作息跟運動不分軒輊。運動最大的價值在於增加熱量消耗，幫助你擁有「不易堆積脂肪」的身體。只要「運

動—飲食—生活型態」的金三角循環運作順暢，就能大幅改變身體現狀，達到你的理想體態。

## ● 減脂的飲食

**1 放慢吃飯速度，學會好好吃飯。** 吃飯速度快的人，容易在感覺飽之前吃進較多的食物，吃進口的食物滿足度也較低。反過來說，因為生活型態而常常快速進食的人，也會不知不覺選擇相對精緻的食物，因為從消化道第一關的「咀嚼」開始，身體就不需要像消化健康食物那般努力地消化。這樣的惡性循環下，你會不知不覺吃更多，也認為自己需要更多食物才能滿足。放慢吃飯速度不一定能讓減脂馬上見效，但卻是不可或缺的第一關

**2 不餓就停手。** 餓與飽的感覺，都是大腦發給身體的訊號，告訴我們何時要吃，何時不用吃。在食慾中樞正常運作下，「不餓」代表身體沒有需要食物，大腦不會發出吃的指令。可惜大多數時候我們不是聽從身體，而是隨著外在規則與周遭人的飲食習慣，例如「時間到了就該吃」、「吃到胃很撐才叫吃飽」、「雖然不餓，但是媽媽煮了很多怕浪費，所以只好吃」、「朋友請的，礙於人情吃一下好了」。

**3 加工食品越少越好。** 身體需要許多營養素讓代謝順暢，才能達到減脂效果。但是食物會隨著加工程序增加而「品質」下降。意思是說，營養素流失越多（營養密度降低），身體從食物中吸收到的熱量也越多（能量密度提高）。由於減脂期攝取的總熱量比平常低，身體較難從食物中取得足夠維持健康的營養，為了確保減脂效率，每一口的食物「品質」都很重要。如何判斷食物的加工程度，請參考以下指標：

◆ 烹調程序越少越好（當然該煮熟的要煮熟）
◆ 食物切碎程度。例：水果比果汁好、白米比米糕好
◆ 保存期限長、成分難辨認、方便快速的東西，通常加工程度大

## ● 減脂的作息

**1 睡覺時數 7 至 9 小時。** 充足的睡眠有助於減脂，而睡眠是修復身體最好的方式。如果常常睡眠不足，身體修復不足，大腦會判定身體處於警備狀態（吃太少的時候大腦也會有同樣反應），便開始增加能量儲存成脂肪的機率，讓減脂效果打折。

**2** **主動創造成功的環境，意志力只是最後一關。** 一個人一天平均需要面對 200 多個飲食選擇，這些選擇大部分是無意識的（如果你看到這個數字非常驚訝，那「無意識」就是不證自明了）。我們常常以為事情都是自己決定，但事實上，選擇吃什麼、什麼時間吃、吃多少、跟誰一起吃，絕大多數都是下意識受到當下感覺與環境影響。減脂期間會覺得意志力薄弱，是因為突然要開始有意識地選擇食物。因此要把焦點放在創造好的飲食環境，減少倚賴意志力，就能夠大大提高減脂成功率。舉例來說：

◆ 如果某個食物不在你的減脂菜單上，就不要放在你會經過的地方。與其看見了以後與自己的意志力拔河，不如讓它一開始就不要出現。

◆ 有 80% 的飲食抉擇都是在住家附近完成的，所以最好預先規劃與準備好自己要吃的東西。最好的方式是自己煮，但這不代表不自己煮就沒救了。你一樣可以事先規劃好每一餐該吃什麼，從調查公司與住家附近的餐廳開始，建立自己的飲食地圖，就能減少隨機擇食或是「逼不得已只好屈就的選擇」。

◆ 慎選吃飯對象及尋找支援夥伴。減脂計畫要能成功與維持，少不了環境的支援，而環境組成最大部分就是人。多花時間跟與你目標相符的人在一起，找相關專業人士例如營養師或教練給你支援與引導，加入減脂團體互相幫助，都能有效提高成功率。

# 個人訓練計畫

訓練目標（請勾選）

☐ 維持健康

☐ 增肌

☐ 減脂

## 計畫表

| | 週一 | 週二 | 週三 | 週四 | 週五 | 週六 | 週日 |
|---|---|---|---|---|---|---|---|
| 動作 | | | | | | | |
| 組數 × 次數 | | | | | | | |
| 重量 | | | | | | | |
| 備註 | | | | | | | |

# 06

# 熱身

熱身是為了讓身體為訓練做好準備。以下的身體部位跟訓練有關：

◆ 肌肉與軟組織。以深蹲來說，主要為下半身肌肉、肌腱、韌帶與關節周邊的結締組織。

◆ 輸送養分與氧氣給肌肉的心血管循環系統。

◆ 控制一切身體動作的總指揮：大腦。

因此熱身必須達到下列效果：

➡ 活動下肢肌肉與關節。

➡ 提高全身體溫，增加肌肉的血液循環。

➡ 專心確實做好每一個步驟，把注意力放在感受身體漸漸升溫與活動打開上面。

我們要做一些簡單的動態伸展以達到上面的目的，活動深蹲會用到的關節與肌肉群。動作的每個步驟要停留 1-3 秒，停留時要盡量朝最大範圍伸展，保持呼吸不憋氣。基本上左右各做三回。如果是冬天、剛起床、久坐，或是初學者，關節與肌肉通常比較緊繃，熱身需要較長時間與較多活動，在這種情況下，每個動作左右邊要各做五回。

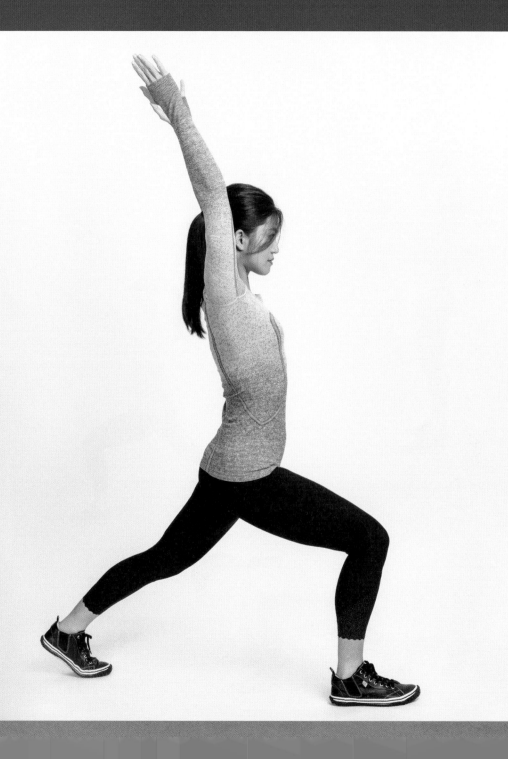

# 熱身 ・ *Warm Up* （側面）

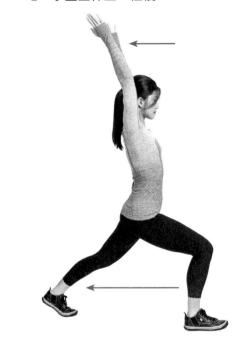

② 伸展髖關節與肩膀。往後跨大步，上半身直立，雙手高舉。不穩的人可以膝蓋著地。手盡量伸直，往後。

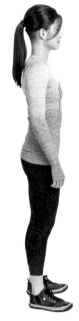

① 起始站姿

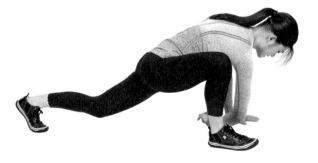

③ 身體往前趴，盡可能讓靠近前腳的手肘接近地面，另一隻手撐地（伸展肩胛骨，活動前鋸肌）
前腳腳跟維持著地

## Tips

步驟 3 對深蹲很重要。想像自己的「肚子往地板靠近」，不光是「頭與手往地板靠近」。

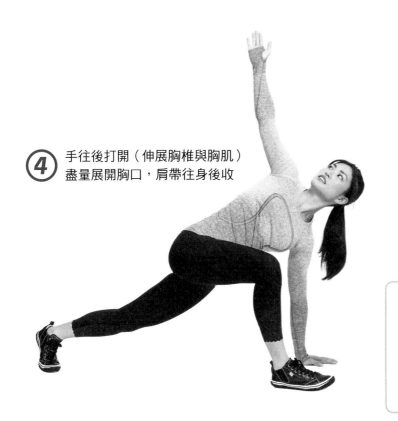

④ 手往後打開（伸展胸椎與胸肌）
盡量展開胸口，肩帶往身後收

**Tips**

眼睛看向抬起手
的方向，有助於
身體更延展

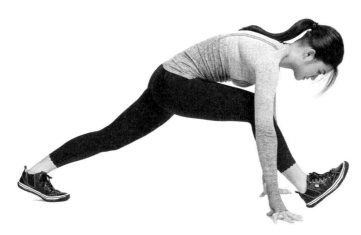

身體轉回正面，雙手摸地
⑤ 手摸地後，前腳盡量伸直（伸展腿後肌群與小腿），
腳尖略勾起。跟步驟 3 一樣，肚子往地板靠近。覺
得腿後拉緊即可，不必硬拉。

# 熱身 · **Warm Up**（正面）

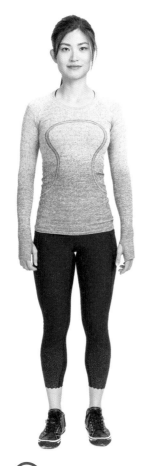

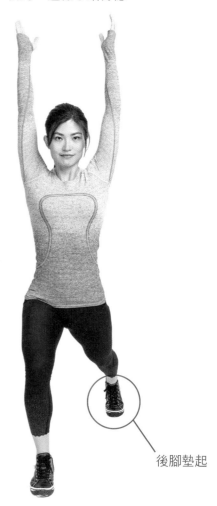

② 前後腳的腳尖都朝前指向正前方，這樣才站得穩

① 起始站姿

後腳墊起

③ 手肘貼近地板。碰不到地沒關係，「肚子往地板靠近」即可。

展開胸口，手往身後。 ④

⑤

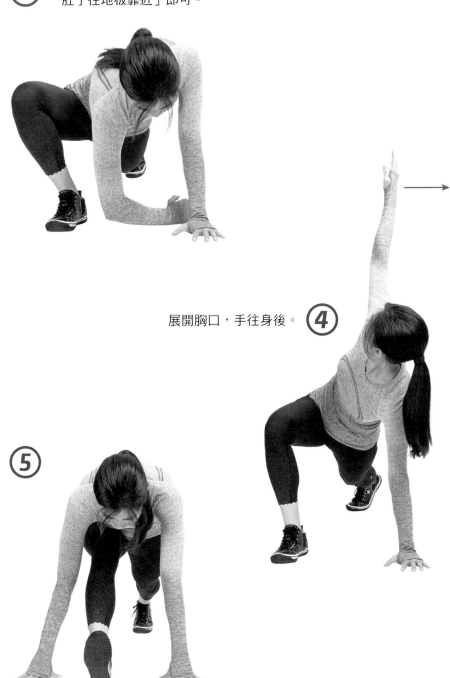

07

# 完全深蹲挑戰，
# 開始！

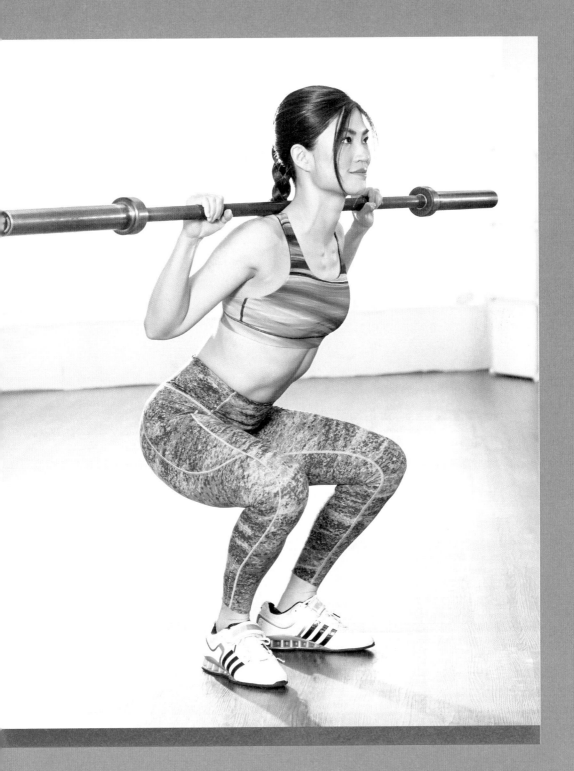

這裡是個「動作百寶箱」，我要教你「有效的」深蹲訓練動作。只要循序漸進做完前面的練習，就可以來挑戰這個章節。

## 動作強度與技巧

每個動作都有兩個指數，你可以按照自己的程度挑選適合的動作：

# 1 強度

指的是動作能給身體多少「壓力」。強度指數越高，在同樣的相對重量下，做完之後疲勞度較高，所以需要較長的恢復時間。因為負重方式與動作特性，可以拿較重的重量，動用到的大肌群多，比例高。強度指數高，會有增加肌肉量與肌力的效果。如果適當安排計畫內容，也能強化心肺系統。

# 2 技巧

指的是動作好不好控制。對於技巧指數高的動作，肌肉除了純粹「出力」，還需要一些協調、平衡、快速收縮以及維持穩定的能力一起幫忙，一開始需要相對多一點時間把動作練習流暢。

指數高低沒有絕對優劣。以肌肉成長的角度來看，強度指數高的動作比技巧高的動作「有效」，但以長遠與健康的角度來看，動作變化可以增加身體的適應姓，並且因為不斷受到刺激而進步。

## 調整難易度

每個動作都可以有簡易和進階。如果有動作目前做不到或做不標準，可以調整難易度。書內絕大多數動作都會列出簡易版與進階版，你要選擇適合你目前程度的版本練習。除此之外，多數動作本身可以直接用以下方法調整難易度：

增加重量：最直接的難易度調整方法。加重能給身體較大的刺激，難度也會增加。

增加／減少動作範圍：動作如果無法做到完整範圍，可以做部分範圍（例如深蹲改為半蹲）。此外，身體先天構造也會影響。以高腳杯深蹲與槓鈴深蹲為例，每個人下半身各個關節構造的差異造成有些人可以全蹲，有些人的最大動作範圍則到屁股略低於膝蓋為止。

重點：做你當下可以做到的最大範圍，並視進步程度決定要增加／減少動作範圍。

增加／減少動作穩定度：調整穩定度
有以下幾種方法：

**1** 如果動作同時有雙腳與單腳版本：
單腳的穩定度會降低，難度增加。

**2** 雙手持啞鈴負重的動作若換成單
手負重或雙手不同重量，穩定度
會降低，難度增加。

**3** 改變負重位置：負重位置離身體
越遠，動作挑戰性越高。

**4** 尋找輔助：扶牆、拿水管撐地，
使用其他穩定阻力代替自由重
量。

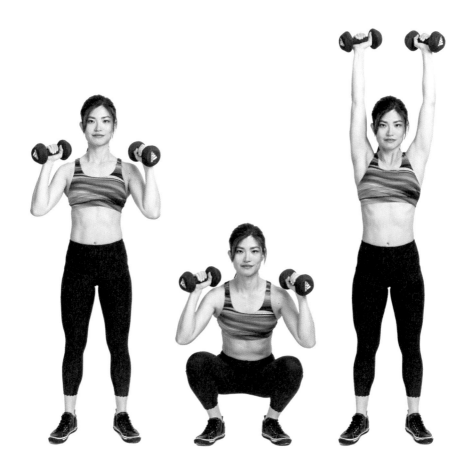

# 主 要 動 作

主要動作會占訓練計畫的 80% 以上，多數具有以下特色：**符合人體自然狀態、動用多個關節、動用許多大肌群**。包含了深蹲系列動作、深蹲變化動作、弓箭步系列動作、弓箭步變化動作。這些動作經過許多訓練者與研究檢驗，最常出現在各種訓練法裡，就是因為它們有效，而且適合絕大多數人。不管你的重量訓練目標是什麼，這些動作都會占去你大部分的課表。

# 高腳杯深蹲 ● *Goblet Squat*（正面）

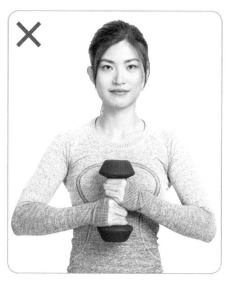

×

這樣拿手腕很累，拿不久

① 拿啞鈴的方式：
用掌根托住啞鈴

○

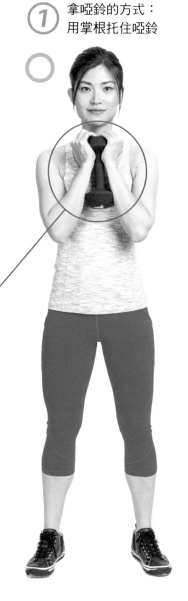

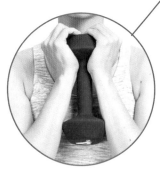

叫高腳杯深蹲是因為掌根
托啞鈴形似高腳杯

站距：多數人比肩略寬、腳
尖略朝外

強度　●●○○○
技巧　●○○○○

這個動作是學習深蹲的入門。由於負重位置在身體前面，能夠穩定身體的重心，提醒背要挺直，因此比徒手深蹲容易上手。

**優點：**容易上手、適合所有人、器材選擇多，只要手能拿都可以用（例如啞鈴、壺鈴、藥球等）

**限制：**進步幅度受上半身力量限制。

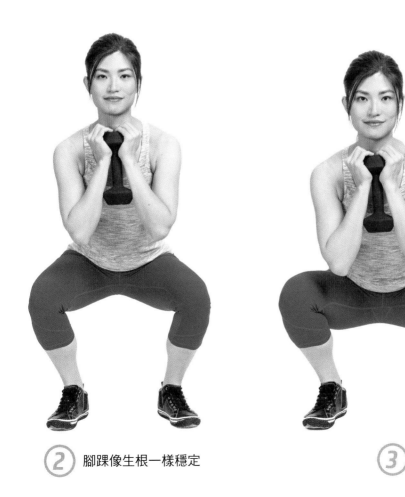

② 腳踝像生根一樣穩定　　　　　③

# 高腳杯深蹲 ● *Goblet Squat* (側面)

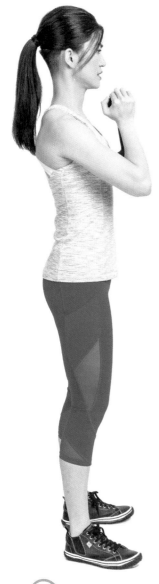

① 用掌根托住啞鈴

② 背挺直，肩膀往後下方壓

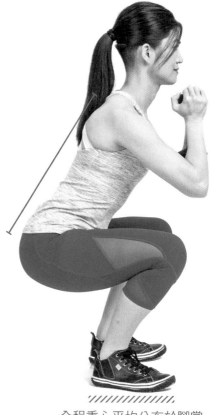

全程重心平均分布於腳掌

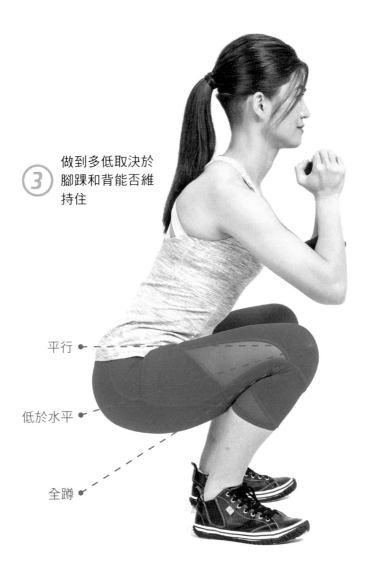

③ 做到多低取決於
腳踝和背能否維
持住

平行 •┄┄

低於水平 •┄┄

全蹲 •┄┄┄┄┄

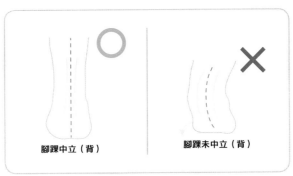

腳踝中立（背）　　　　腳踝未中立（背）

注意：動作過程中，腳踝維持中立

教學影片

# 高腳杯深蹲進階

要進階可以加重，或是做槓鈴深蹲

## 壺鈴單手負重

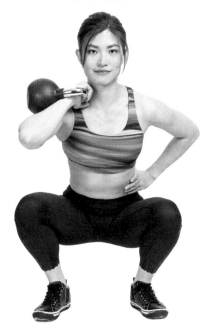

## 單手支撐蹲

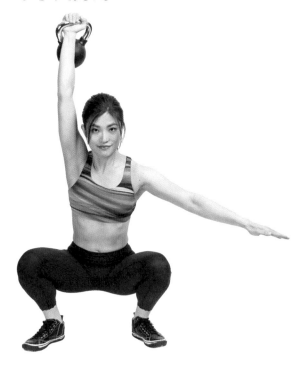

強度 ●●●○○
技巧 ●●●○○

手抓握把，手肘抬高，讓壺鈴「放」在肩膀上。

強度 ●●●●○
技巧 ●●●●●

# 高腳杯深蹲簡易

## 徒手箱上深蹲

**強度** ●○○○○
**技巧** ●○○○○

要簡化也可以改為徒手深蹲,或減少動作範圍

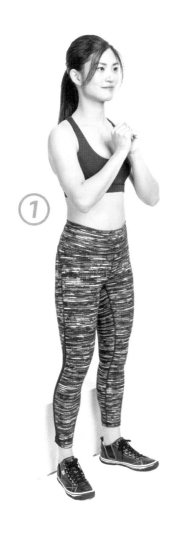

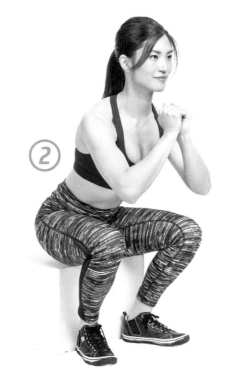

屁股碰到箱子就要起來,不用全坐下去

# 如何起槓鈴

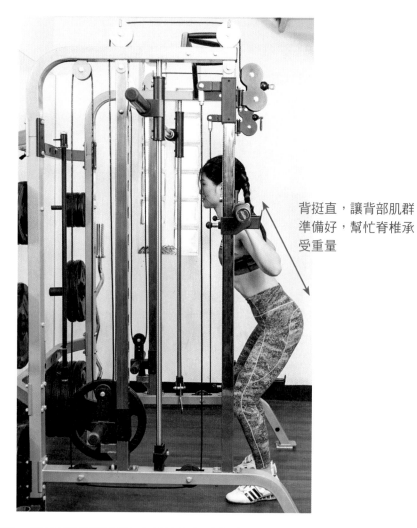

背挺直,讓背部肌群
準備好,幫忙脊椎承
受重量

① 桿鈴架調到比肩膀略低的位置(與腋下同高)。兩手
抓槓,鑽到槓下。兩腳站距比肩窄,原地把槓扛起,
站穩。

起槓鈴時,雙腳站距要窄,可以減少扛起槓鈴往後走
時,身體左右晃動的幅度。

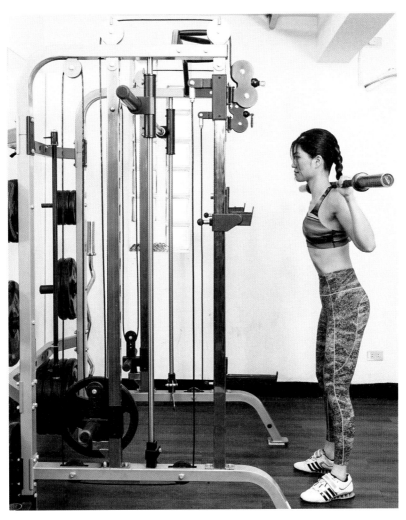

② 小步往後退到距離深蹲架 3 到 5 步左右，
　站定，雙腳擺出深蹲站距。

# 槓鈴深蹲 ● *Barbell Back Squat*

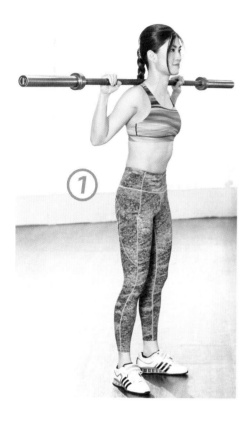

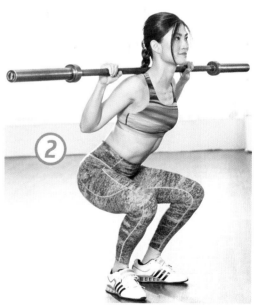

**強度** ●●●○○
**技巧** ●●●○○

想增加腿部與全身力量的人，這個動作是首選。重量扛在背上就不會受到手的力量限制，而且理論上能做到最重的重量。當然，身上扛很重代表軀幹與背部肌肉需要承受更大的壓力。只要循序漸進練習，全身的力量就能一起進步。

負重在背上不在身前，因此上半身傾斜角度比高腳杯深蹲大。站直的時候也會因為需要平衡背上重量，上半身會略微前傾。但是動作要領跟高腳杯深蹲一樣。

**優點：** 進步幅度與潛力大，給身體全身的負重挑戰。

**限制：** 器材需求高（需要有槓鈴與深蹲架）、腿部肌群進步受軀幹負重力量限制。

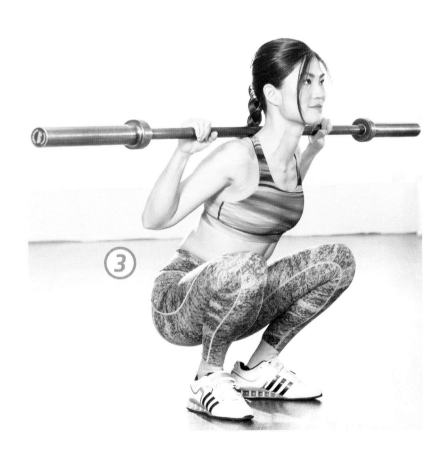

# 槓鈴深蹲 · *Barbell Back Squat*（側面）

① 動作「直上直下」，讓槓走一直線

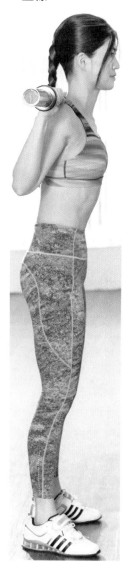

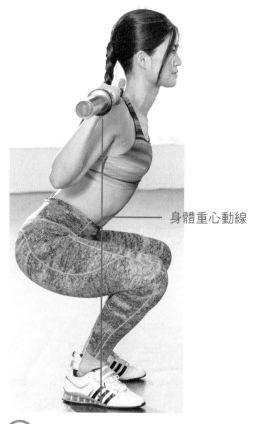

—— 身體重心動線

② 腳掌重心平均，腳踝中立

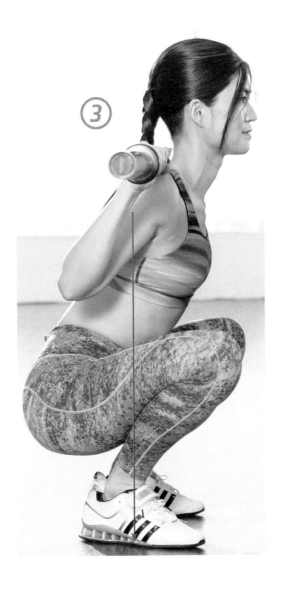

## Tips

① 身體為了平衡會微微往前傾，但不是背部彎曲。

② 膝蓋站直但不鎖死，否則身體會更往前傾，重心變不穩。

③ 背上負重時，眼睛會直覺往地上看。請全程看正前方：一來會讓脖子與上背的肌肉一起幫忙扛住槓鈴，二來，看前方能讓「直上直下」時保持空間方向感，重心更穩。

# 槓鈴深蹲進階

## 頸前蹲

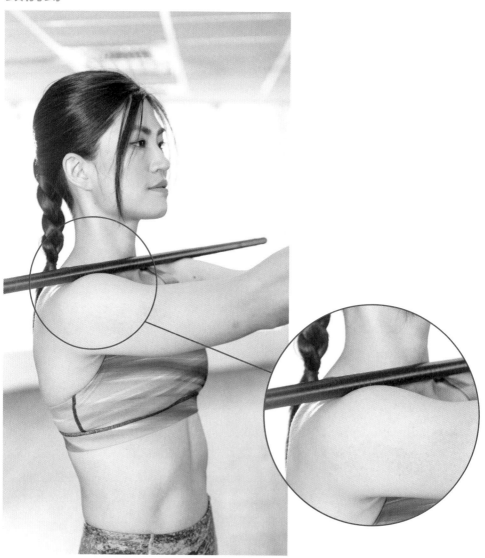

做頸前蹲時放槓鈴的位置

強度 ●●●○○
技巧 ●●●●○

頸前蹲是槓鈴版的高腳杯深蹲。因為東西背在背上比拿在胸前簡單，所以在同重量下，頸前蹲比背後負重的版本更有挑戰性。可以從 ¼ 蹲開始，熟練後逐步增加範圍。

頸前蹲三大要素：

① 胸上提：胸口提越高，上背越直立，槓越能穩穩放好。

② 手抬高：將槓往靠近身體的方向帶。

③ 槓近身：槓離身體越近越省力。試著讓槓輕觸脖子，漸漸適應這個感覺。

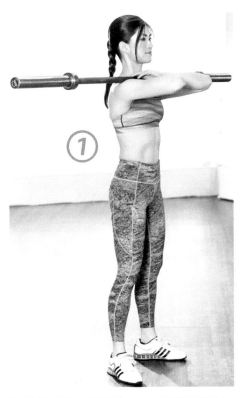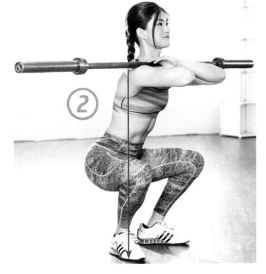

槓鈴放肩膀，輕壓脖子，手肘與肩同高

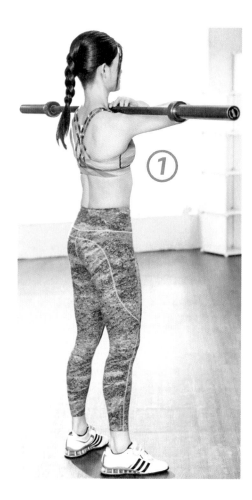

①

Tips

槓鈴始終維持在腳掌正
上方,這會是最穩定的
動線。

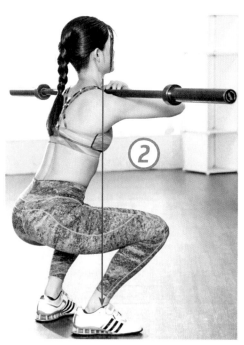

②

# 支撐蹲

**強度** ●●●●○
**技巧** ●●●●●

支撐蹲是槓鈴深蹲系列裡最進階的動作之一。掌握以下原則，循序漸進從木棍或水管開始練習：

**胸上提**：胸口提越高，背部越直立，越能穩穩支撐槓鈴在頭頂

**寬握距**：從比肩膀寬的握距開始。對多數人而言，握距越寬越好做。

**手延伸**：手不只是「伸直」，而是「延伸」，彷彿要把槓繼續往天花板上推一樣。
這樣一來，肩膀與手的所有肌群才會主動出力協調與穩定重量。

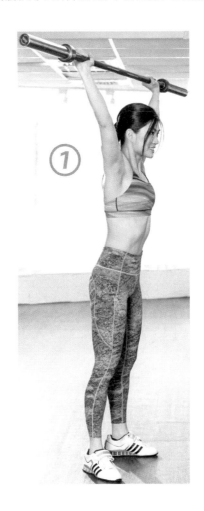

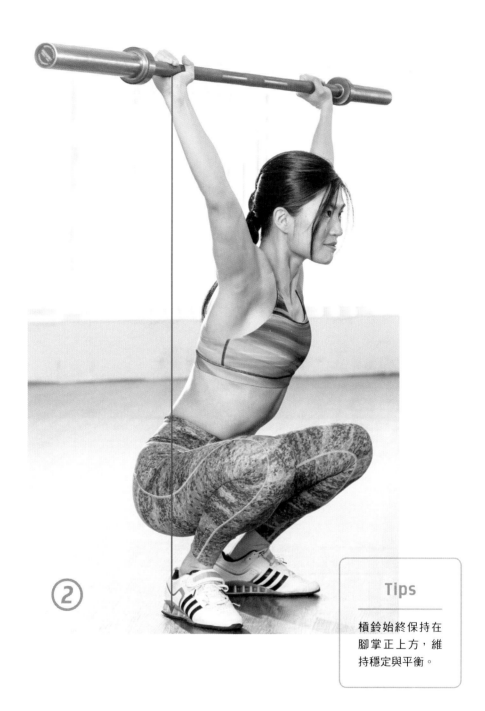

②

Tips

槓鈴始終保持在
腳掌正上方,維
持穩定與平衡。

支撐蹲（側面）

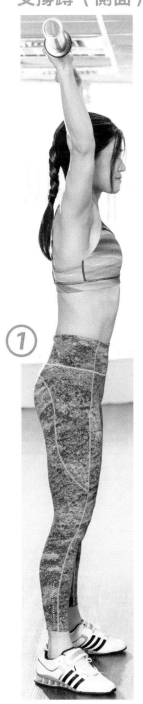
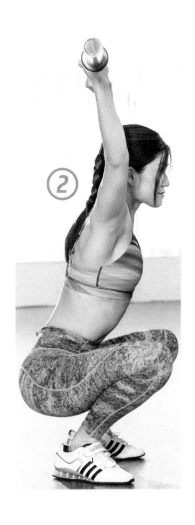

# 後腳抬高深蹲 • *Rear Leg Elevated Split Squat*

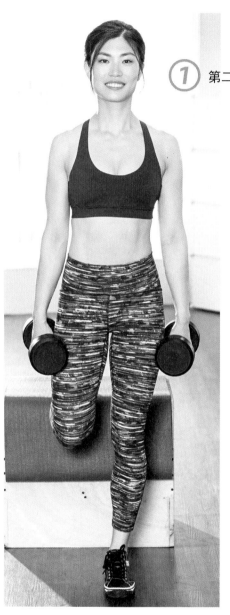

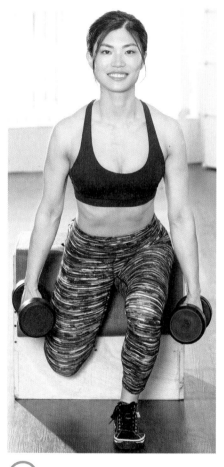

① 第二、三腳趾朝向正前方

② 腳踝中立穩定,重心平均分布

強度 ●●●○○
技巧 ●●●○○

這個動作只有一隻腳深蹲，另一隻腳要「掛」起來，雖然也會幫忙出力，但你需要有意識地控制身體，把大部分重心放在深蹲的那隻腳上。「平衡與穩定」會是這個動作的最大挑戰。你在練習中會發現，雙腳深蹲時沒有特別覺得強烈出力的部位，像是單側腰部與背部肌肉、大腿內側與後側等，在後腳抬高深蹲裡全部需要一起幫忙。要特別注意腳踝的穩定。雖然不用做到和雙腳深蹲一樣的重量，但是一樣可以給身體很大的強度，而且一點也不輸給槓鈴深蹲。這個動作很有挑戰性，比雙腳深蹲更接近生活的實用動作（人體的日常活動大多為雙腳獨立動作）。請先確認雙腳踩地深蹲做得正確，再來給訓練一點變化！

優點：實用性高、器材選擇多，只要手能拿都可以（啞鈴、槓鈴、壺鈴、藥球等）。在槓鈴深蹲卡關又想練腿的人，適合選用這個動作取代。

限制：技巧性較高，操作不良可能會給膝蓋帶來負擔。如果碰到這種情況，可以在後腳放適當高度的物體輔助。

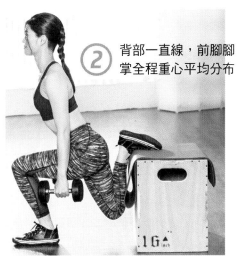

② 背部一直線，前腳腳掌全程重心平均分布

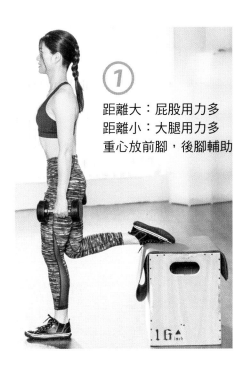

① 距離大：屁股用力多
距離小：大腿用力多
重心放前腳，後腳輔助

教學影片

# 後腳抬高深蹲進階

## TRX 後腳抬高深蹲

強度　●●●●○
技巧　●●●●○

後腳抬高深蹲除了注意腳掌重心之外，最重要的就是「維持骨盆正對前方」。當後腳被往後拉，骨盆若是因此歪斜，就會「上樑不正下樑歪」了。

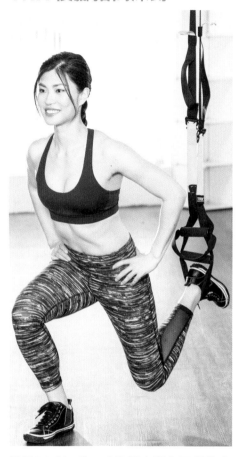

進階可以加重，或後腳支撐在不穩物上（例如 TRX）

## 單手支撐負重

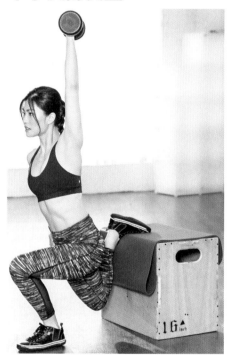

強度　●●●●○
技巧　●●●●●

# 後腳抬高深蹲簡易

**簡易版本可以：**

**1** 徒手做

**2** 拿東西輔助

**3** 降低後腳高度，減少動作範圍

物體的理想高度介於站直時膝蓋到大腿中段之間。

**太低**：後膝碰地

**太高**：下蹲幅度受限

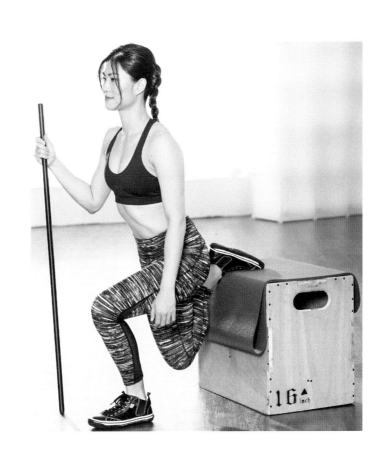

# 後腳點地單腳深蹲 · *Toe Tap Single Leg Squat*

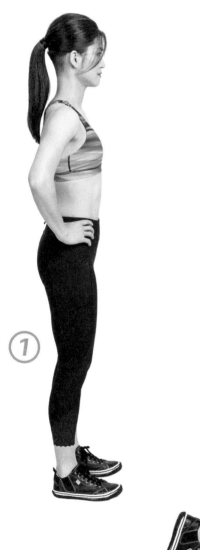

① 

② 腳踝中立穩定，重心偏腳掌後外側，盡量抬頭挺胸

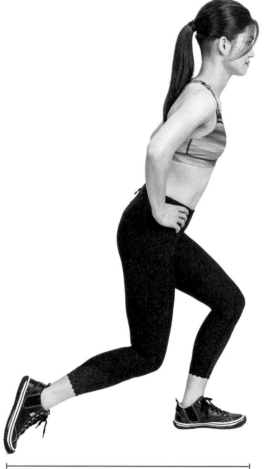

距離大約一步

強度　●●●○○
技巧　●●●●○

類似後腳抬高深蹲，只是後腳不墊高，而是像芭蕾舞者一樣用腳尖「點地」幫助身體平衡。下蹲深度沒有後腳抬高深蹲那麼低，但是後腳點地可以讓你把重心放在前腳。如果沒有額外器材或適當高度的平面（例如在家徒手訓練），但又想要給腿部肌群更大的強度，這個動作是個好選擇。當然，也可以使用到不同器材。

**優點**：不受場地與器材限制，動作可微調強度，適合用來訓練單腳穩定性（需要平衡感與協調性的人都適用）

**限制**：下蹲範圍有限。

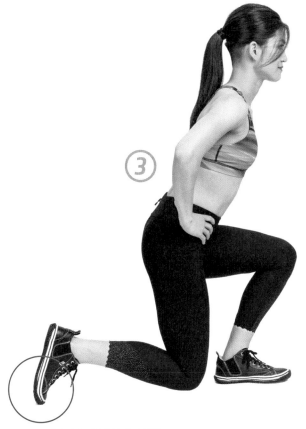

是點地，不是踩地！重心幾乎都放在前腳。

# 後腳點地單腳深蹲進階

## 槍式深蹲（前點地）

**強度** ●●●●●
**技巧** ●●●●●

進階動作完全徒手，因此難度調整裡不會加重

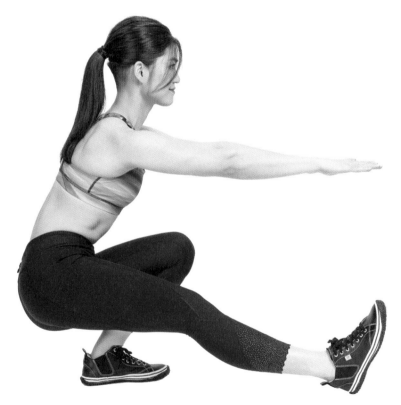

腿後柔軟度有限的人可將前腳點地的位置往身體方向移

# 後腳點地單腳深蹲簡易

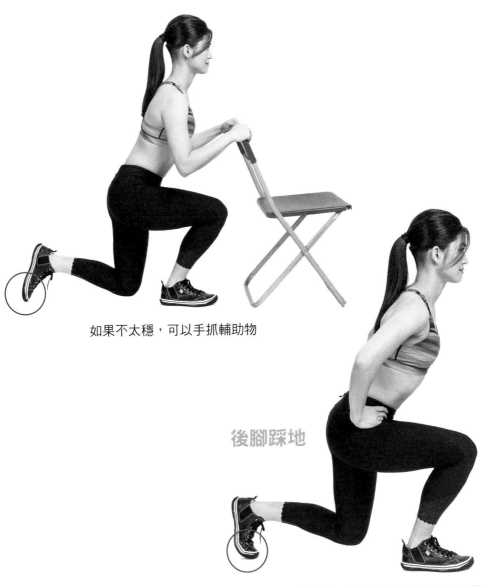

如果不太穩，可以手抓輔助物

後腳踩地

動作類似弓箭步蹲，差別在於要有意識地將
重心放在前腳

# 側蹲 ● *Lateral Squat*

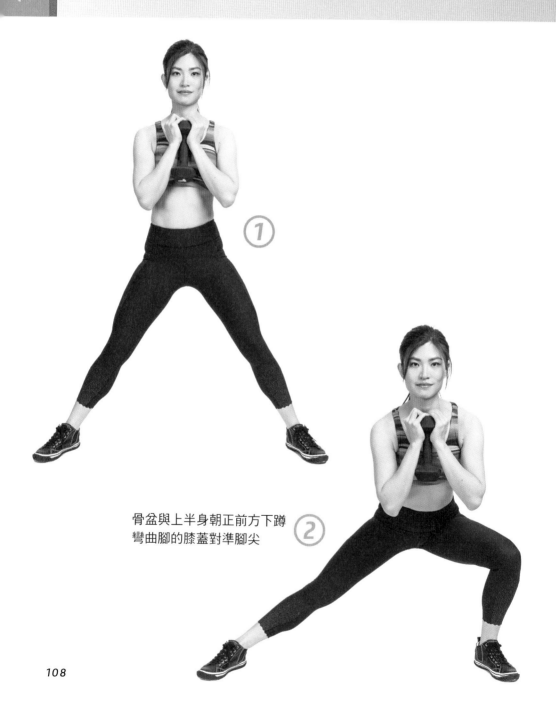

① ②

骨盆與上半身朝正前方下蹲
彎曲腳的膝蓋對準腳尖

強度　●●●○○
技巧　●●●◖○

看起來像是正規的深蹲，差別在於輔助的那隻腳要在身體側面伸直。這個動作
需要較好的髖關節活動度以及大腿內側肌肉群的柔軟度，剛開始練習會覺得伸
直的腳內側肌肉緊繃，無法蹲低，或是骨盆容易隨著動作往伸直的腳旋轉。因
此，練習時要注意骨盆維持在正位，盡量不隨著動作旋轉。等到練熟後，運動
到的肌肉群比較有延展性，便可慢慢加大動作範圍。

**優點：**可鍛鍊到較少能鍛鍊到的大腿內側與外側肌群，適合各種運動愛好者（符
　　　　合多數競技運動需要大量橫向移動的鍛鍊方式）。
**限制：**下蹲深度受大腿內側肌群柔軟度與髖關節活動度限制。

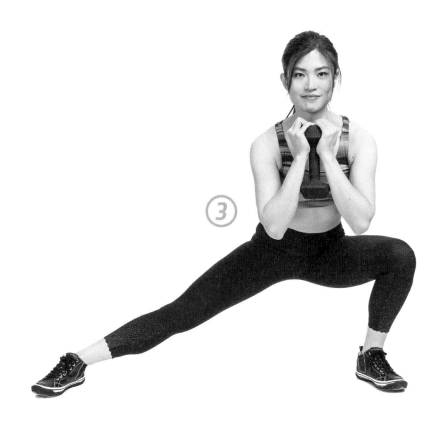

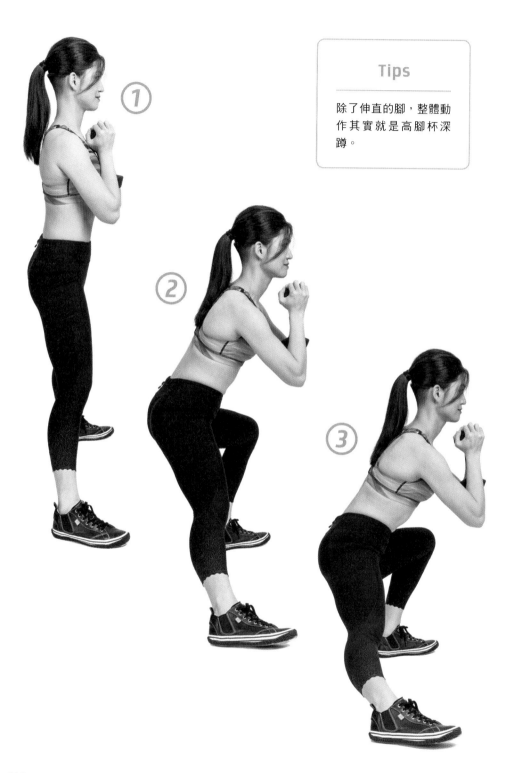

## 如何找站距？

如果你能夠徒手做到，就不需要抓東西輔助

① 做一般深蹲，做到可以保持正確姿勢的最大範圍

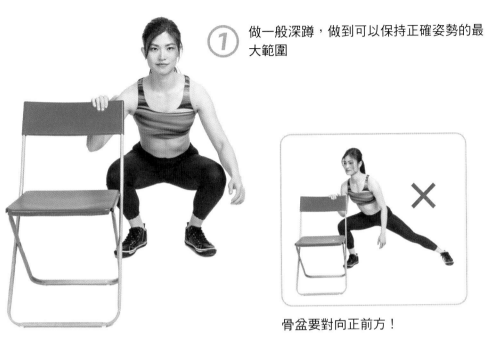

骨盆要對向正前方！

② 一腳往側面伸出，身體其他部位維持不動
如果大腿內側太緊，腳伸直後上半身偏斜，就要減少下蹲深度，直到可穩定為止

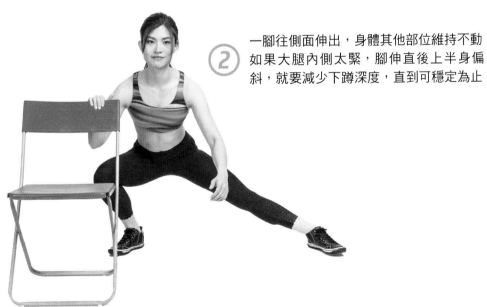

# 側蹲進階

## TRX 側蹲

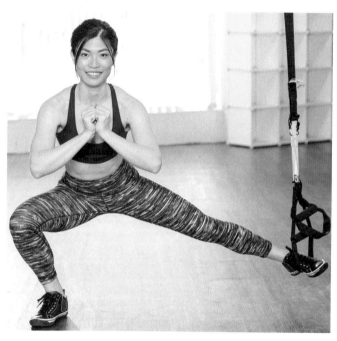

抬高、不穩定平面（TRX）

**技巧隨 TRX 高度漸增**
**強度** ●●●○○

TRX 高度勿高於小腿，否則將無法在
動作時穩定地面向前方。

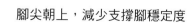

腳尖朝上，減少支撐腳穩定度

# 側蹲簡易

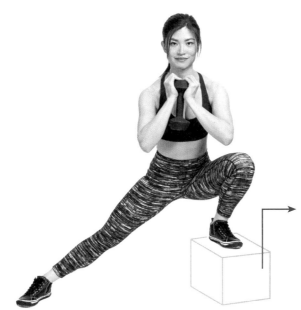

注意：此物體（椅子、階梯、箱子）要能防滑！

徒手，或降低輔助腳高度

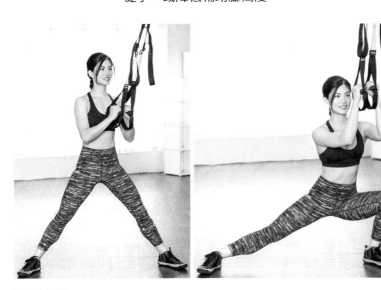

TRX 輔助

# 啞鈴借力推深蹲 • *Dumbbell Thruster* （正面）

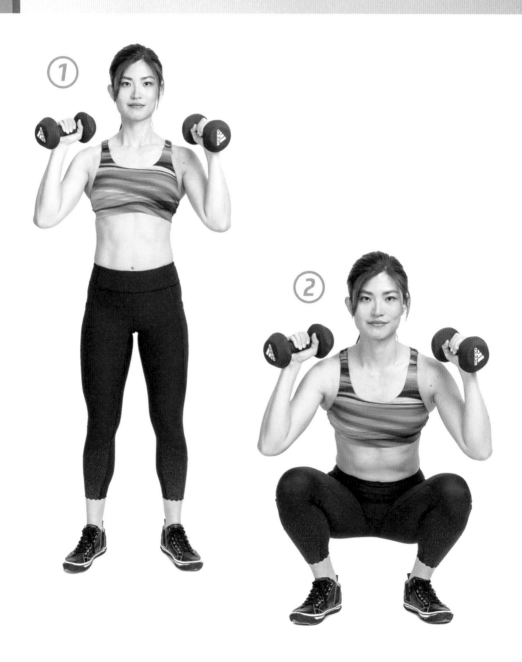

強度　●●○○○
技巧　●●●○○

和前面動作最大的不同，在於這個動作要有「加速度」。雖然手舉啞鈴，但是出力把啞鈴推上去的主要是「深蹲快速站起來的力量」。除了腿的力量外，也需要上半身的力量與穩定度。把基本深蹲動作熟練後，這個動作可以列入全身性綜合訓練課表。

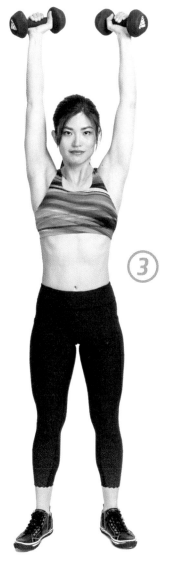

**優點**：接近日常活動與運動模式（打球、跑跳、全身性活動），提升身體綜合能力（肌力、速度、心肺耐力）。

**限制**：肩膀活動受限的人（例如手抬高肩膀會痛），增加重量與動作幅度時，速度要稍微放慢一點。

教學影片

# 啞鈴借力推深蹲 • *Dumbbell Thruster*（側面）

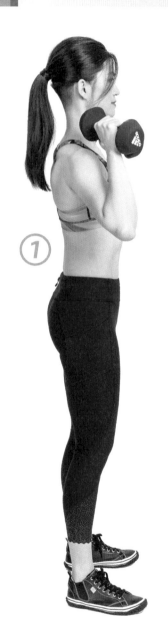

① 

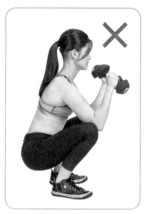

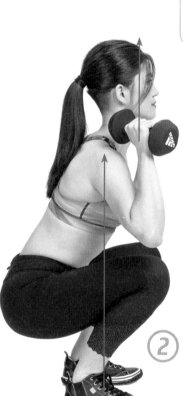

② 啞鈴盡量靠近身體
啞鈴走的路線跟深蹲一
樣，都是「直上直下」

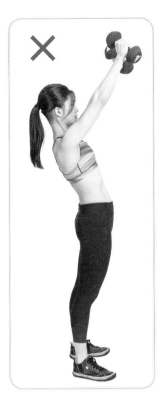

如果啞鈴離身體太遠，推
上去就會變成「往前」，
而非「往上」，這樣會對
腰部造成負擔

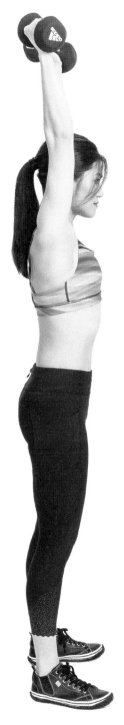

③
快速站起時，手順勢
一直線往上推
最穩定的位置：頭頂
（手在耳朵旁邊伸直）

# 啞鈴借力推深蹲進階

## 槓鈴借力推

強度 ●●●○○

技巧 ●●●●○

槓鈴不像啞鈴可以放在身體兩旁，因此重心比較偏前側。注意直上直下，避免重心太前面。

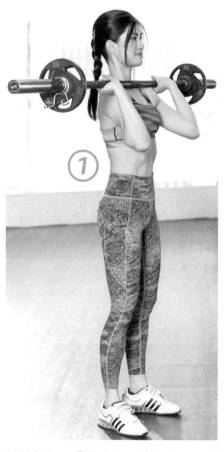

槓鈴放在做「頸前蹲」的位置，手握著槓鈴。

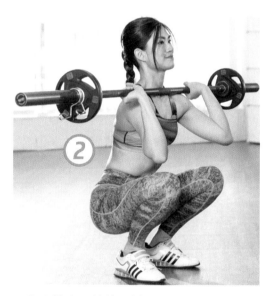

頭往後抬高，等等槓鈴要經過！

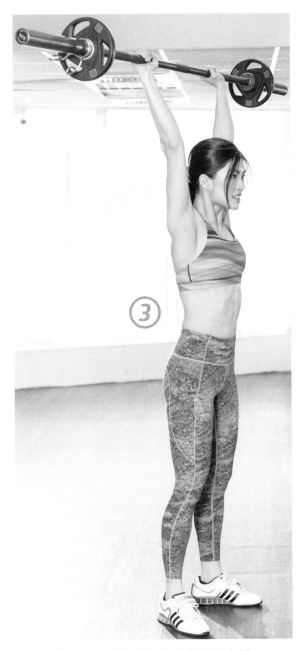

利用站起的力量，順勢把槓鈴往頭頂上推

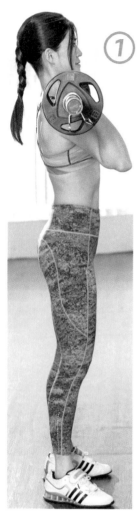

① 從側面看，平時會比槓鈴
重心略前面

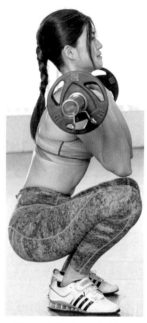

② 背挺直，直線下蹲
收下巴，頭微抬

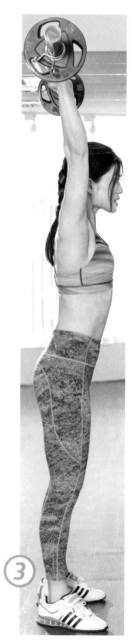

站起來，順勢往上送 ③

# 啞鈴借力推深蹲簡易

## 地雷管借力推

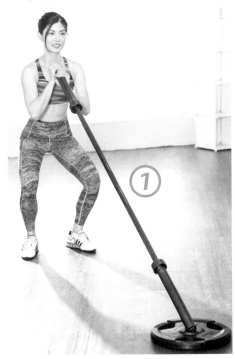

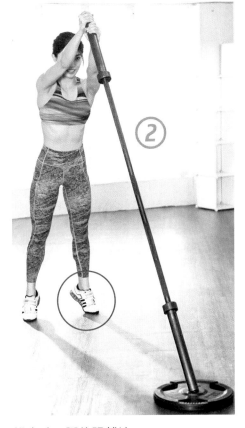

**強度** ●●○○○○
**技巧** ●○○○○○

地上放一個至少 10kg 的槓片，將槓鈴一頭卡進去。也可以把槓鈴卡在牆角。

推高時，腳後跟離地

# 壺鈴借力推

強度 ●●○○○
技巧 ●○○○○

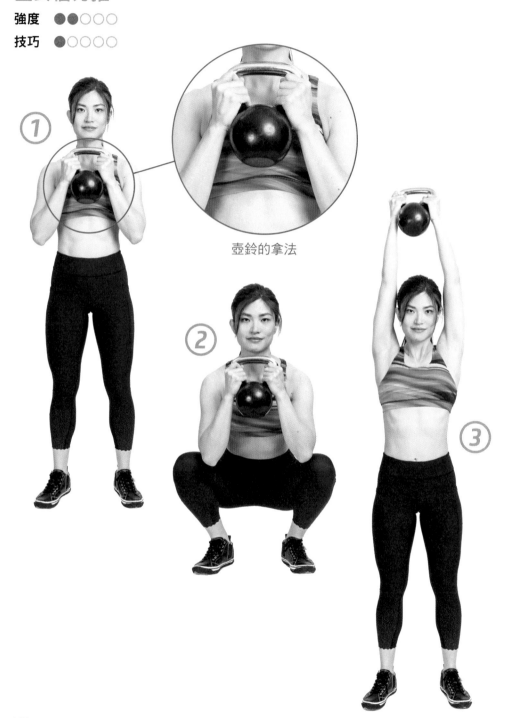

壺鈴的拿法

# 軟式藥球拋牆

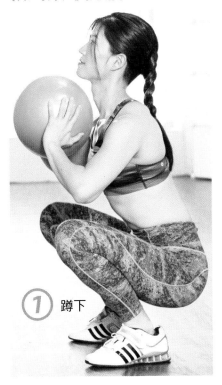

① 蹲下

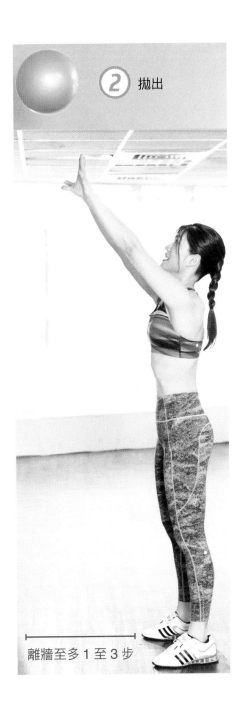

② 拋出

離牆至多1至3步

# 弓箭步蹲 • *Lunge*（正面）

最適步距

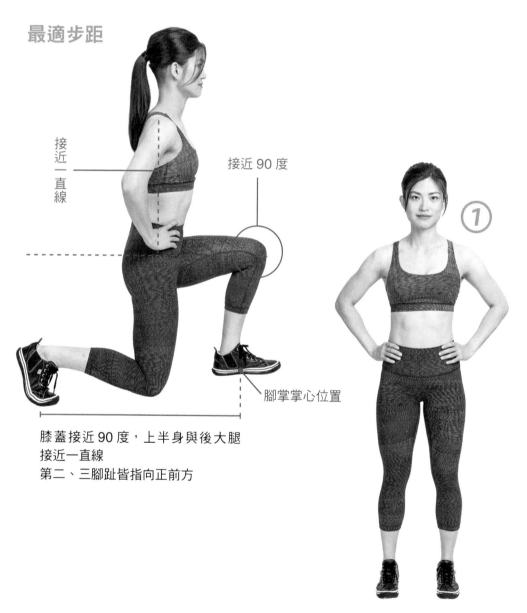

接近一直線

接近 90 度

腳掌掌心位置

膝蓋接近 90 度，上半身與後大腿
接近一直線
第二、三腳趾皆指向正前方

①

兩腳與肩同寬，大約是走
路時的雙腳間距

124

強度　●●●○○
技巧　●●○○○

弓箭步蹲要做「跨步」，所以要注意腳的動態平衡，以及大腿的肌肉在腳落地時幫膝蓋減速的能力。這個動作非常生活化，因為所有的人都要走路、跨步與減速急停（例如下樓梯，或是在球場上變換衝刺方向）。

**優點：**實用性高，除了練肌力外還可鍛鍊到「日常活動的能力」。
**限制：**穩定度的挑戰比深蹲高（可以先做原地不跨步的版本）。

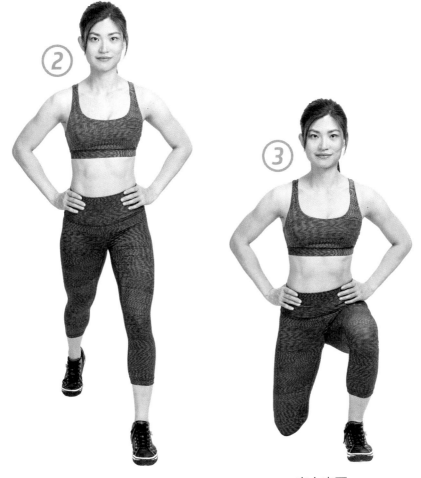

跨步，確認踩穩　　　　　　　　直上直下

# 弓箭步蹲 • *Lunge* (側面)

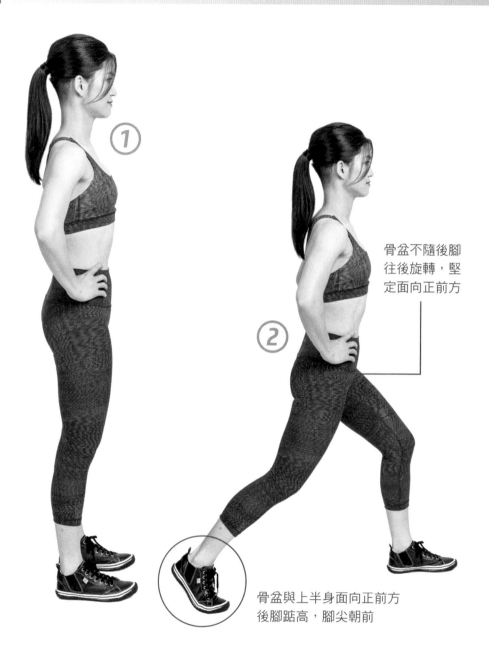

① 

② 

骨盆不隨後腳
往後旋轉,堅
定面向正前方

骨盆與上半身面向正前方
後腳跖高,腳尖朝前

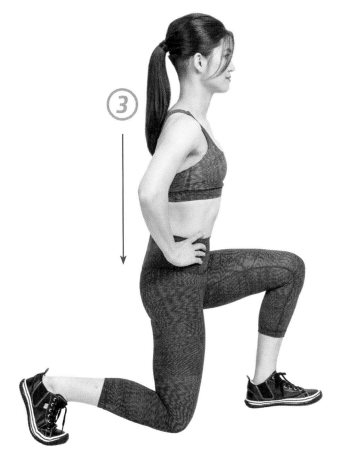

③

弓箭步蹲

弓箭步前跨
＋後跨

直上直下，膝蓋微懸在地面上方，不扣地

## 女大生的提醒

初學者一開始有可能因為柔軟
度小，使得後腳膝蓋緊繃或不
適。可先做小幅度動作，隨著
熟練度上升，慢慢增加動作範
圍。

弓箭步蹲要做到前後腳平均出
力，動線直上直下，所以前腳
膝蓋通常不會超過腳尖。

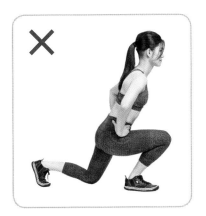

✗

前腳未煞車
膝蓋推太前面，腳跟會離地，
造成前膝不穩

# 弓箭步蹲進階

強度 ●●●○○
技巧 ●●●○○

強度 ●●●○○
技巧 ●●●◐○

後腳墊高

哑鈴高舉過頭

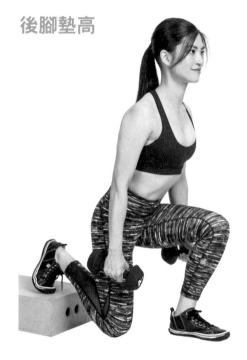

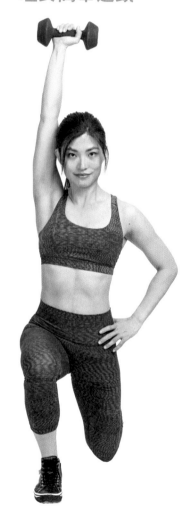

後腳墊高弓箭步蹲 & 後腳抬高深蹲的差別：
★ 後腳墊高弓箭步蹲是雙腳同時承受體重
★ 後腳抬高深蹲盡量用前腳出力，後腳不踩地

# 弓箭步蹲簡易

弓箭步蹲還有這些版本：

**1** 原地上下

**2** 後跨回位

**3** 前跨回位

**4** 連續前跨

**5** 連續後跨

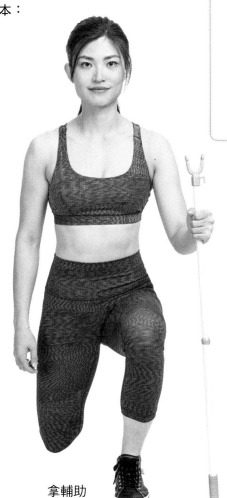

拿輔助

> ### Tips
>
> 輔助物拿離身體近一點，不然容易為了配合輔助物而上半身歪來歪去。

難度順序是

**3 ➡ 5 ➡ 2 ➡ 4 ➡ 1**

# 登階 • *Step Up*

① 找個有高度的穩定平面。一開始建
　議高度不超過膝蓋。
② 站距與肩同寬，腳尖朝正前方。

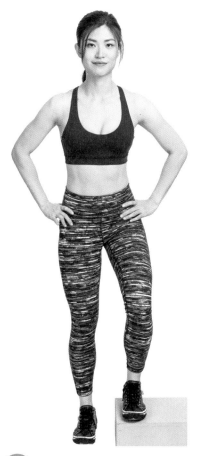

① 踩在地面的腳盡量靠近階梯

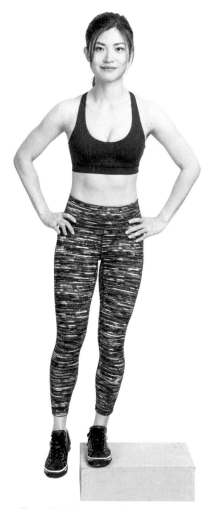

② 等速上下，減少身體晃動。
　穩定把重心從地面腳轉移至
　階梯上的腳

強度 ●●●○○
技巧 ●●●●○

登階類似爬樓梯，也是日常生活會出現的動作。這個動作可以訓練肌肉，跟其他單腳動作一樣，做得精確的話可以有效鍛鍊膝蓋穩定度，在做各種垂直方向運動時（例如登山與上下坡）可以減少膝蓋受傷的風險。要注意的是，登階會跟平常直覺的上樓梯稍有不同。平常上下樓梯，大腦會指揮你全身用「最省力」的方法，但是在重量訓練時，我們希望鍛鍊到相應肌肉群，因此你需要盡量固定好身體，放慢速度，減少晃動與傾斜，方能有效訓練到臀部與腿部。

優點：實用性高，除了練肌力還可鍛鍊「日常活動的能力」
限制：穩定度挑戰高（可以先從較矮的高度開始練）。

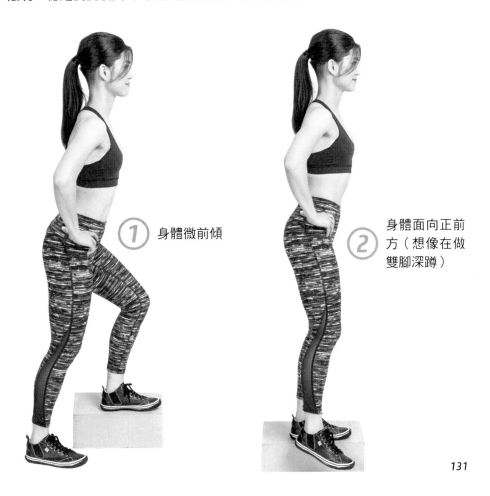

① 身體微前傾

② 身體面向正前方（想像在做雙腳深蹲）

# 登階進階

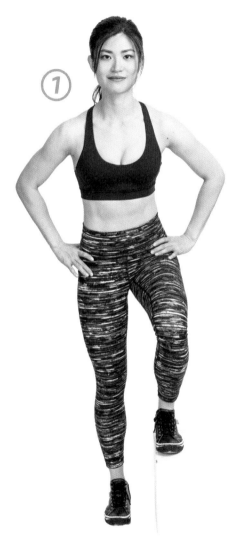

① 

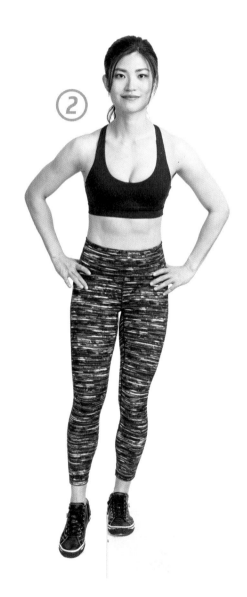

② 

進階最簡便的方式是增加階梯高度

# 登階簡易

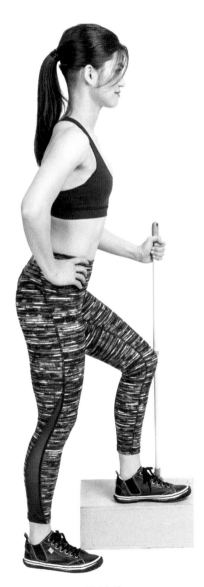

找輔助

### 女大生的提醒

登階動作相當具實用性，也因為需要很多穩定肌群配合，練習過程不必求多求快，只要專注在動作時身體的平衡感回饋，逐步調整，就能越來越上手。

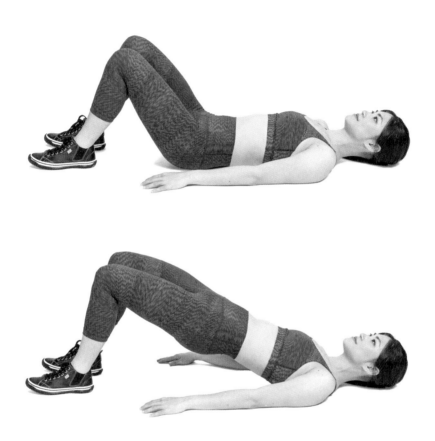

# 輔 助 動 作

輔助動作可以補強主要動作裡不容易練到的「腿後側肌群」與「臀部肌肉群」，加強身體前側與後側的張力平衡和穩定關節，在你的練習裡，平均分配主要動作和輔助動作，會是最佳策略。

# 單腳硬舉 ● *Single Leg Deadlift*

剛開始練習時需要後腳幫助平衡,或者是手抓支撐物平衡。等到熟悉後可以慢慢讓後腳離地。乍看之下有點像單腳點地深蹲,但是單腳硬舉的重點在控制髖關節的「腿後肌肉群」與「臀部肌肉」,所以膝蓋只會微微彎曲,用來保持重心穩定。像是在鞠躬,不是往下蹲。

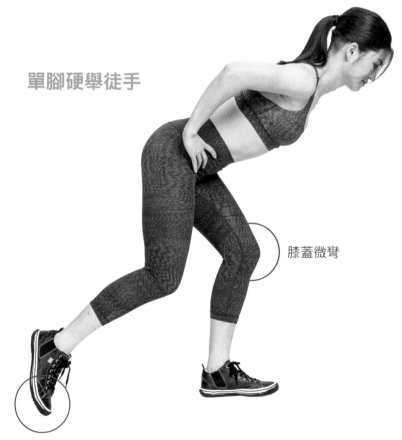

單腳硬舉徒手

膝蓋微彎

後腳輕點地做為輔助

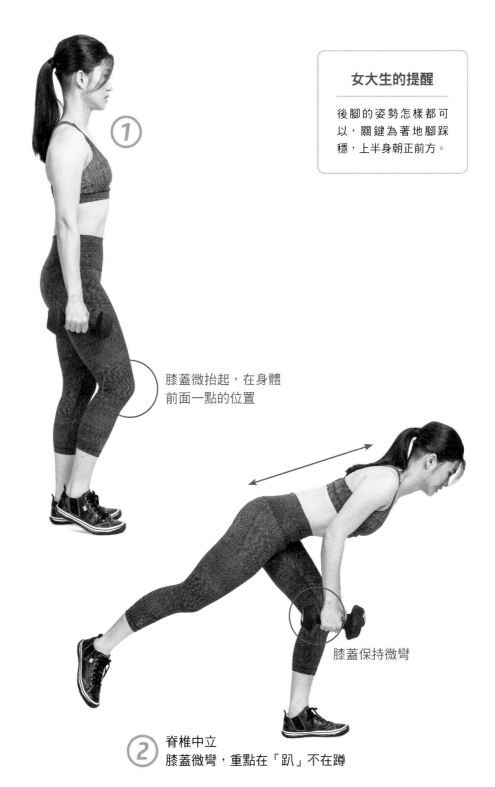

女大生的提醒

後腳的姿勢怎樣都可以，關鍵為著地腳踩穩，上半身朝正前方。

① 膝蓋微抬起，在身體前面一點的位置

膝蓋保持微彎

② 脊椎中立
膝蓋微彎，重點在「趴」不在蹲

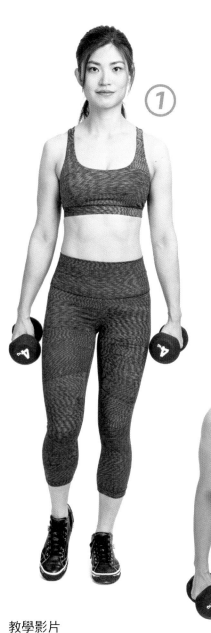

① 

**Tips**

單腳站立時，身體本來
就會自然地偏往著地腳
那邊。只要維持「腳尖」
與「骨盆」面向正前方，
就能做出正確動作。

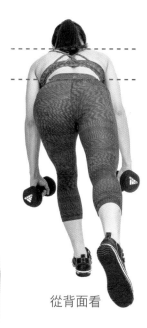

從背面看

教學影片

② 維持左右肩膀與骨盆在
一樣水平高度

# 單腳硬舉簡易

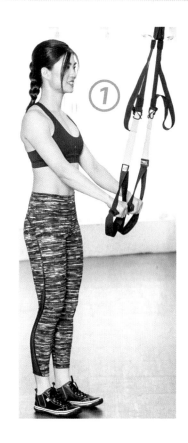

① ②

手輕扶即可,不必用力壓,不然會失去「輔助」的意義

TRX 輔助,並減少動作範圍

# 橋式 ● *Bridge*

橋式是由腿後肌群與臀部肌肉主導，先做雙腳熟悉動作，再慢慢換成單腳。動作有兩種進階方式：

① 把身體墊高，讓腿後肌群與臀部肌群拉長與收縮得更徹底。

② 把腳墊高，膝蓋接近伸直，主要用腿後肌群使力。

## 基本動作

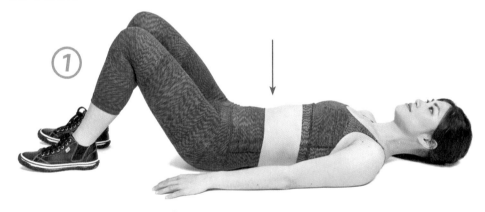

雙腳著地，膝蓋彎曲約 90 度
輕輕把腰往地板壓，但不壓住，感覺肚子有收緊即可

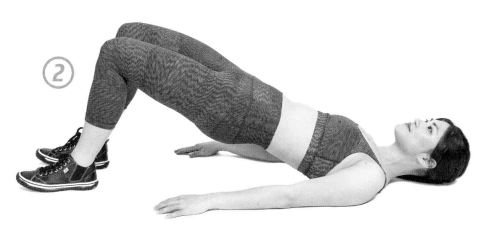

鼠蹊部往上推，臀部收緊
手輕貼地板，太用力推地容易讓髖部該出的力跑到腰上

# 橋式變化動作

## 單腳橋式

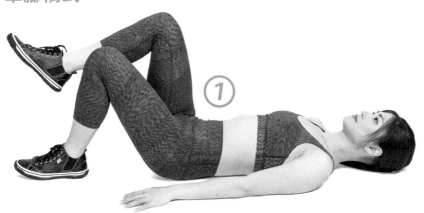

① 保持骨盆正位，一腳抬起。著地腳膝蓋彎曲約 90 度

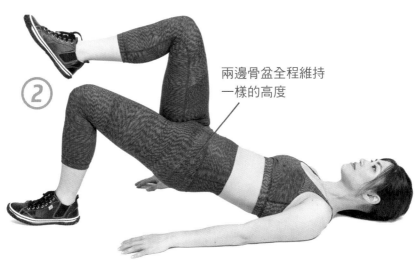

② 兩邊骨盆全程維持一樣的高度

慢慢離地
鼠蹊部往上推，臀部收緊

## 階梯橋式

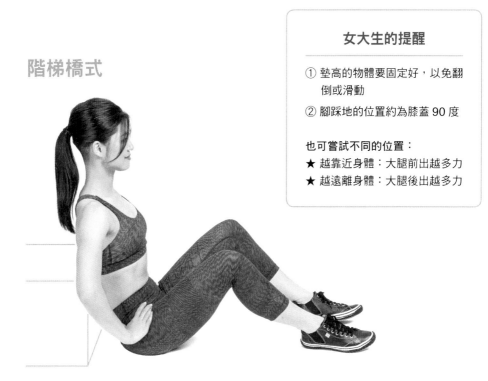

① 身體斜靠在階梯上，雙腳著地

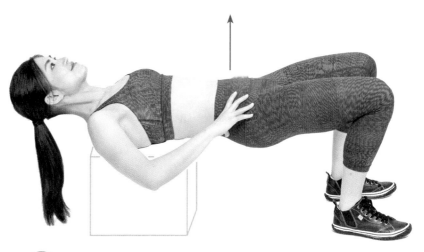

② 身體撐起，鼠蹊部往天花板推

# 階梯橋式（加強腿後）

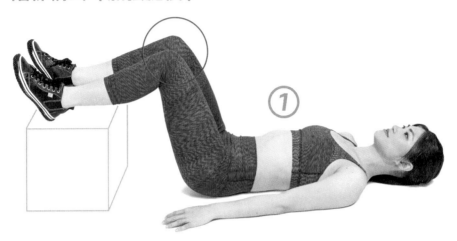

膝蓋微微彎屈

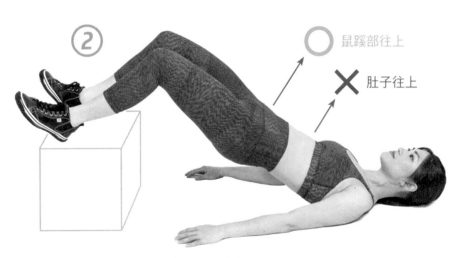

○ 鼠蹊部往上

✕ 肚子往上

慢慢做，以免腿後一下出太多力而不適應

# 負重橋式

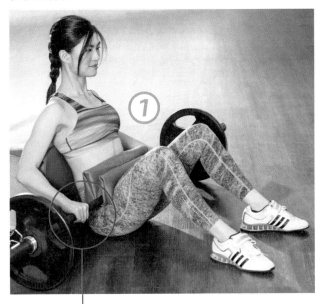

負重橋式要用上槓鈴。
背後跟鼠蹊部可以墊上
軟墊，用來保護身體。

雙手抓好

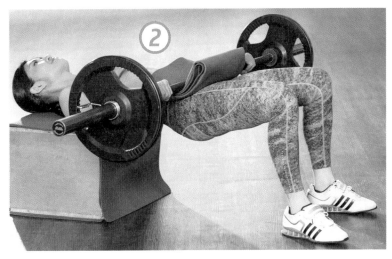

原則和階梯橋式一樣：鼠蹊部往上推，臀部收緊，身體與階梯成一
直線

# 盪壺 • *Kettlebell Swing*

**起鈴**
肩胛骨往後下收緊
脊椎中立,背部打直

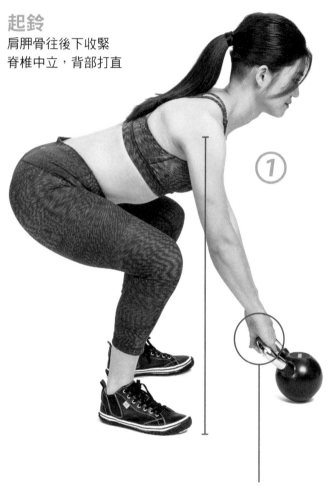

①

手的位置在肩膀前面一
點,壺鈴離地的瞬間才會
有往後擺的力

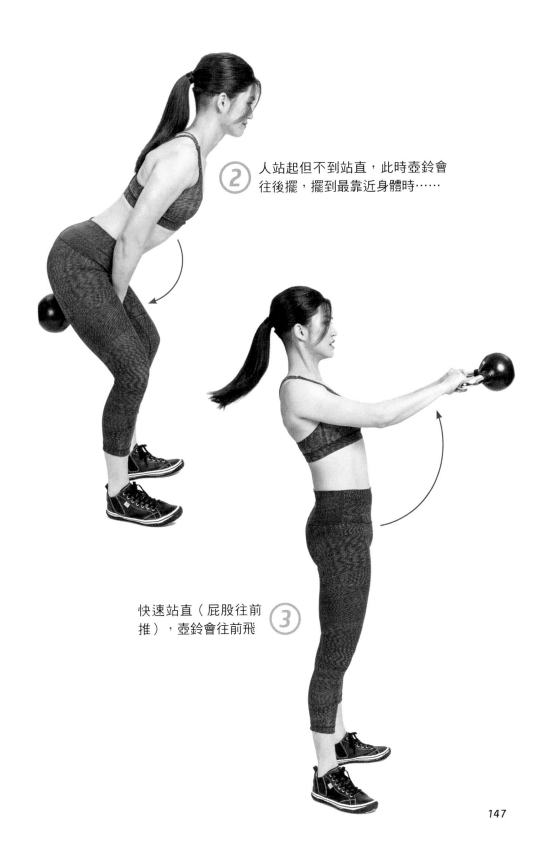

② 人站起但不到站直，此時壺鈴會往後擺，擺到最靠近身體時……

快速站直（屁股往前推），壺鈴會往前飛 ③

## 落鈴
壺鈴回到最靠近身體位
置時，順勢往下深蹲

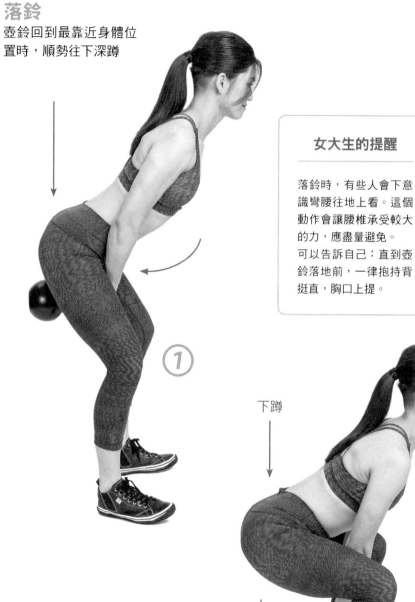

### 女大生的提醒

落鈴時，有些人會下意
識彎腰往地上看。這個
動作會讓腰椎承受較大
的力，應盡量避免。
可以告訴自己：直到壺
鈴落地前，一律抱持背
挺直，胸口上提。

①

下蹲

壺鈴再次盪出時，因
為摩擦地板而停止  ②

# 常見問題

## Q. 痠痛是「有練到」的指標嗎？不痠痛代表「沒練到」嗎？

造成肌肉「痠痛」有兩種主要成因：訓練當下的局部乳酸堆積，以及訓練結束後幾小時至幾天內的遲發性肌肉痠痛。只要肌肉有用力，都有可能產生這兩種痠痛，但我們沒有辦法光從用了力知道訓練是否有效或正確。

有效的單次訓練只占整體訓練「效果」的一小環。也就是說，我們沒辦法單看一次訓練就知道你是否「有練到」，或知道你在幾個月後能否達到你的目標。很多人會以肌肉痠痛的恢復程度來決定下一次的訓練時間，但事實上，肌肉痠痛並不一定代表身體還未修復。如果訓練時間間隔較短，長期下來也會比很久才練一次的人不容易痠痛。

結論：肌肉痠痛跟訓練效果並沒有明確關聯，因此沒必要過度放大痠痛的訊息。請在每次練習後觀察身體部位的痠痛，在數小時到一周內能回復的都算正常。

## Q. 動作左右不對稱是正常的嗎？

人的身體先天都存在不對稱，後天的使用習慣也會增加不對稱狀態。絕大多數的不對稱都是良性，你甚至不會注意到。

除非這些不對稱帶來的缺點已經遠遠大於優點，且「矯正」的效益遠遠大過投入的時間與金錢成本，否則你不需要曠日費時地去矯正。如果有疑慮，要請醫師或治療師評估，排除骨骼與肌肉系統的先天問題。只要能夠按照書內的動作教學把動作做好，且沒有累積的疼痛感，都可以放心繼續練習。

## Q. 如何判斷原本動作、進階動作還是簡易動作適合我？

選擇動作的原則在於「能不能做到與做好」，而不是「這個動作看起來很厲害」。看似容易但能夠從頭到尾做正確的動作，效果都會勝過看似有用但常常做不完的動作。

當你做完前面的動作學習和練習課表後，至少會有能力做到技巧指數 2 到 3 的動作，如槓鈴深蹲與弓箭步。技巧指數 3 以上的動作請視情況選擇，女大生鼓勵你適度挑戰自己，但記得，效果跟動作往往沒有直接關聯。另外，縮小動作範圍、用物品輔助都是常用的降低難度方法，可以配合使用。

# 重量器材

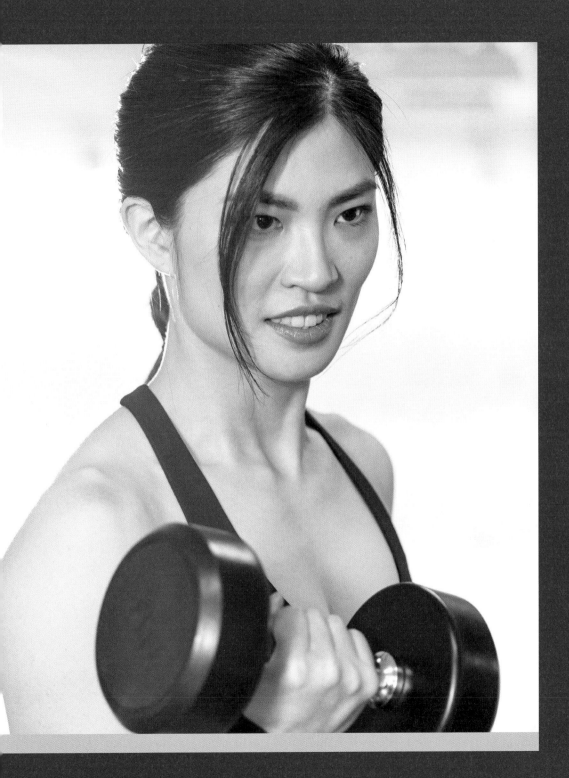

在我們的深蹲訓練計畫裡，會使用到各種不同的重量來源：

## 你的體重

體重是你隨時隨地攜帶的重量，是你做深蹲時的負重「預設值」。

當你可以把完整範圍（也就是屁股略低於膝蓋）的徒手深蹲做到超過 15 下沒有困難時，繼續長期做 20 下、30 下、50 下還是能夠維持關節與肌肉活動度、增進血液循環、維持健康，達到少許增肌的效果，但你肯定要做非常多組（例如超過 10 組）或很多下（例如一組 30 下），才能達到花更少時間做更重重量的成果。

如果你沒有適當器材，可以選擇做徒手深蹲維持體力（別忘了，即使是徒手，也可以透過後腳點地、後腳抬高或是登階的方式增加難度，請參考健美女大生深蹲訓練的教學章節）。如果你希望增進進步幅度，務必要循序漸進地增加重量。

下面就是本書中用到的各種額外負重方式。

## 啞鈴

啞鈴是最方便的負重器材，很適合用單手抓握。高腳杯深蹲、弓箭步蹲、後腳抬高深蹲、借力推深蹲，以及其他進階的深蹲變化，都可以用啞鈴來做。

### ● 你需要的重量範圍

以下三個主要動作需要的重量範圍大致如下（每個人會有差異，此為健美女大生教學經驗的大概數值）：

| 動作 | 初學者 | 加重幅度 |
|---|---|---|
| 高腳杯深蹲 | 4 到 10 kg | 超過 20kg 後，手與背部會很難維持標準動作，此時可換做單腳深蹲或槓鈴深蹲。 |
| 槓鈴深蹲 | 10 到 20 kg，標準槓為 20 kg | 穩定練習數個月後，多數人可以負重體重的 0.8 倍至 1 倍。 |
| 後腳抬高深蹲 | 熟習高腳杯深蹲之後做，先從徒手開始練。 | 可做重量會稍高於槓鈴深蹲一半的重量。 |

## 槓鈴、槓鈴架、槓片

槓鈴和啞鈴的原理一樣，都很好用手抓握，只不過槓鈴使用的方式與啞鈴的單手抓握不同，通常是雙手抓握，或是直接放在身體上可負重的位置，例如頸前（頸前深蹲與槓鈴借力推深蹲）、頸後（槓鈴深蹲）或髖關節（負重橋式）。一般國際標準規格的練習用槓鈴是 20 公斤，少數健身房會有非標準規格的不同重量槓鈴。

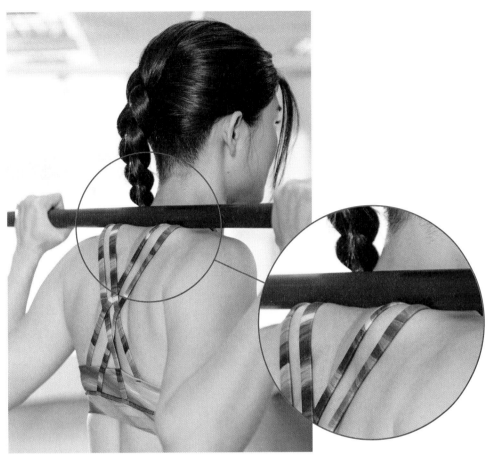

低頭時會在後頸正中央摸到一塊凸出的骨頭，把槓鈴放在它下面一點的位置最穩。槓鈴的重量會在脊椎兩旁的肉上，不會在正中央的骨頭上。

肩膀比較沒肉的女生如果一開始槓鈴放不住，可以略微聳肩，並把手肘往後轉，讓肩膀肌肉縮短變凸，「創造」一個放桿的位置。

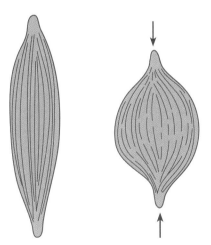

肌肉收縮變成肉墊

槓鈴架是槓鈴深蹲的必要器材,可以用不同的高度置放槓鈴。通常空槓鈴重達 20 公斤,沒有訓練過的女生無法輕易舉過頭,因此不太可能從地上拿起、舉過頭、再放到背後,一開始需要從槓鈴架上「扛」出來:

## ● 起槓方法

槓鈴放在架上的高度:約與腋下同高

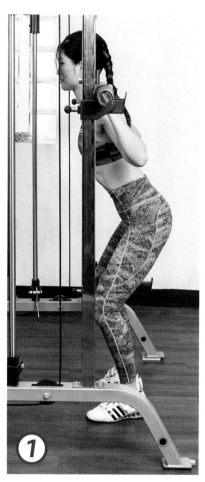

① 走到槓下,以標準深蹲姿勢站起

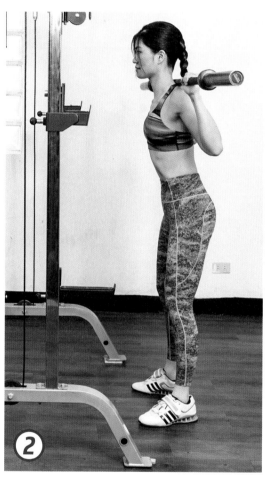

② 站起穩定後,後退 3 至 5 步,站定深蹲位置

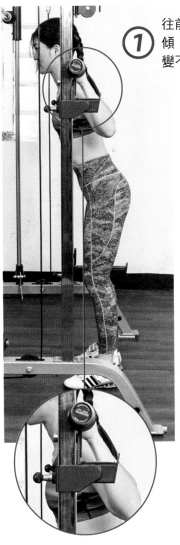

① 往前走快碰到槓鈴架時，身體略前傾（而非「前彎」，前彎會讓脊椎變不穩），把槓「壓」在架子上

③ 確認槓已放好放鬆身體走出來（小心頭！）

② 壓到後，以正確蹲姿往下蹲，直到槓放好

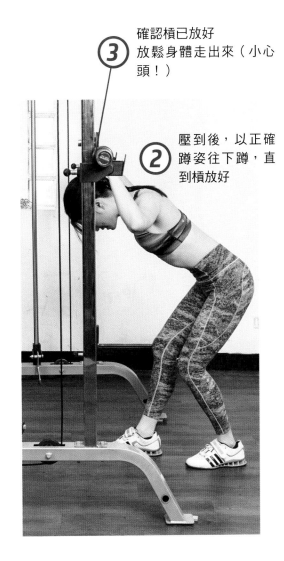

**Tips**

只要槓還在背上，就一律背打直，腿半蹲。

# 壺鈴

除了盪壺以外，絕大部分的深蹲動作也可以用壺鈴做：

## 高腳杯深蹲 　　　　借力推深蹲（雙手）

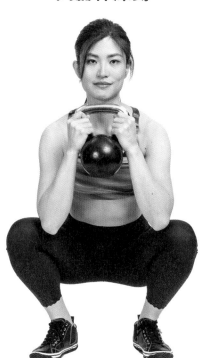
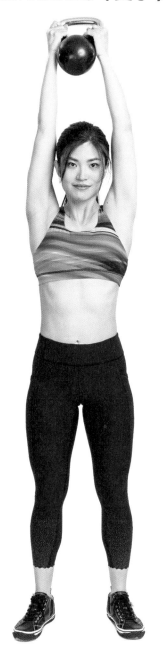

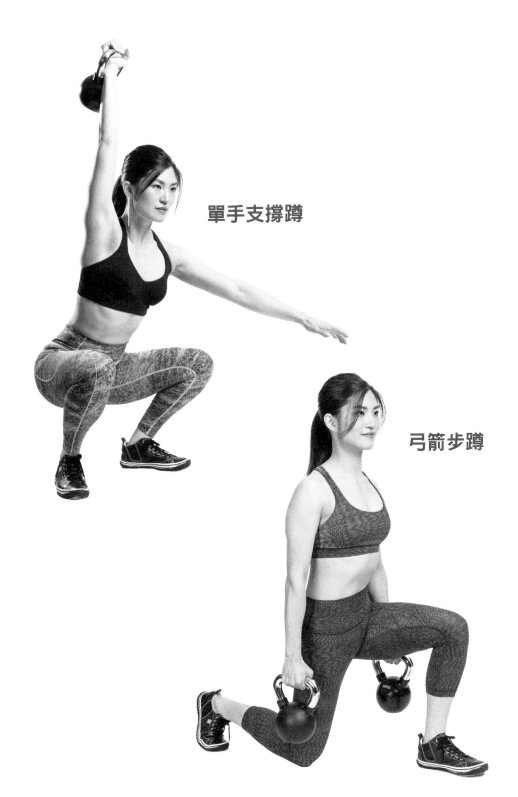

單手支撐蹲

弓箭步蹲

## 借力推深蹲

壺鈴和啞鈴最大的不同，就是重心不在握把上。因此，使用較重的壺鈴時，需要把手肘抬高，讓鈴「放」在肩上。

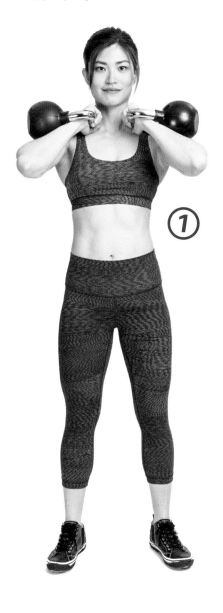

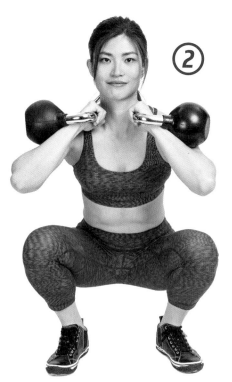

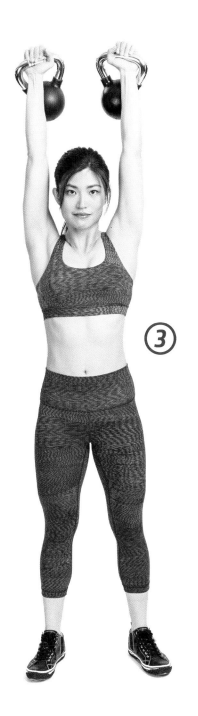

③

除非你對特定器材有興趣，就像對球類或運動項目有特定興趣，或是你的目標是巨石強森那樣的身材，需要大量增肌，否則健美女大生本書內的健康、增肌、減脂訓練的成果，跟使用器材的關聯並沒有很大。在挑選器材時，可謹記以下原則：

① 規律訓練勝過花俏的器材。再厲害再齊全的器材，沒有一定頻率的練習都是枉然。就算什麼器材都沒有，別忘了，你還有徒手動作可以選擇。

② 讓器材成為健身的助力，而非阻力。別讓「懶得去健身房」、「自己買器材好麻煩」成為不運動的理由。深蹲動作最大的優勢在於，即使沒有器材，也能夠做到適合自己的運動量與運動強度。

③ 再重的重量都比不上良好的動作品質。健身最大的好處在於「訓練出可以在生活中運用的力量」，這中間扮演轉換角色的就是「良好的動作」。重量再重，若造成生活品質降低（例如受傷），絕對得不償失。

# 謝詞

首先，這本書可以完成，要謝謝商周出版社的製作團隊每一個人，特別是我的編輯筱嵐。每個喜歡寫作的人，內心總有個出書夢，而我也不例外。謝謝你們讓我的夢想成真。也謝謝我的好友石玉華促成 lululemon 合作，讓宅女如我可以美美上鏡。

謝謝從我的教練生涯開始到現在，所有願意給我一個機會，讓我成為你們教練的可愛學生們。把身體活動的自主權交到另一個人手中，是很大信任程度的體現。你們的信任為我鋪設了從理論通往真實世界的橋梁，是我在不斷精進自己教練實務能力上的每一塊至關重要的基石。如果沒有你們，絕對不可能有現在的我與這本書的誕生。

謝謝所有曾經當過我的老師或教練的人，你們是我走在教練路上的「影子導師」。每當我在熱愛的工作上遇到挑戰，需要指引，就會靜下心來映照過去這些曾經被領著一步一步成長的經驗。每當我這樣做，眼前的方向就會再次從模糊變清晰。

最後，謝謝我的朋友與家人總是支持我的選擇。我能成為今天的我絕不是偶然，而是你們在這個萬物快速變動的世界裡，毫無保留地給了我無可取代的踏實與安心。

# 附錄

## 練習記錄表

| 第幾次 | 日期 | 練習前評估 | 組數 | 重量 | 練習後評估 | 筆記 |
|---|---|---|---|---|---|---|
| 開始！ | | | 2 | 徒手 | 每組動作是否有 80% 符合準則？ | |
| 2 | | 練完到現在是否無痛？是否間隔至少 48 小時至兩週？ | | | 每組動作是否有 80% 符合準則？ | |
| 3 | | 練完到現在是否無痛？是否間隔至少 48 小時至兩週？ | | | 每組動作是否有 80% 符合準則？ | |
| 4 | | 練完到現在是否無痛？是否間隔至少 48 小時至兩週？ | | | 每組動作是否有 80% 符合準則？ | |
| 5 | | 練完到現在是否無痛？是否間隔至少 48 小時至兩週？ | | | 每組動作是否有 80% 符合準則？ | |
| 6 | | 練完到現在是否無痛？是否間隔至少 48 小時至兩週？ | | | 每組動作是否有 80% 符合準則？ | |
| 7 | | 練完到現在是否無痛？是否間隔至少 48 小時至兩週？ | | | 每組動作是否有 80% 符合準則？ | |

| | | | | | |
|---|---|---|---|---|---|
| 8 | | 練完到現在是否無痛？<br>是否間隔至少 48 小時至<br>兩週？ | | | 每組動作是否有 80% 符<br>合準則？ | |
| 9 | | 練完到現在是否無痛？<br>是否間隔至少 48 小時至<br>兩週？ | | | 每組動作是否有 80% 符<br>合準則？ | |
| 10 | | 練完到現在是否無痛？<br>是否間隔至少 48 小時至<br>兩週？ | | | 每組動作是否有 80% 符<br>合準則？ | |
| 11 | | 練完到現在是否無痛？<br>是否間隔至少 48 小時至<br>兩週？ | | | 每組動作是否有 80% 符<br>合準則？ | |
| 12 | | 練完到現在是否無痛？<br>是否間隔至少 48 小時至<br>兩週？ | | | 每組動作是否有 80% 符<br>合準則？ | |
| 13 | | 練完到現在是否無痛？<br>是否間隔至少 48 小時至<br>兩週？ | | | 每組動作是否有 80% 符<br>合準則？ | |
| 14 | | 練完到現在是否無痛？<br>是否間隔至少 48 小時至<br>兩週？ | | | 每組動作是否有 80% 符<br>合準則？ | |
| 15 | | 練完到現在是否無痛？<br>是否間隔至少 48 小時至<br>兩週？ | | | 每組動作是否有 80% 符<br>合準則？ | |
| 16 | | 練完到現在是否無痛？<br>是否間隔至少 48 小時至<br>兩週？ | | | 每組動作是否有 80% 符<br>合準則？ | |

| | | | | | | |
|---|---|---|---|---|---|---|
| 17 | | 練完到現在是否無痛？<br>是否間隔至少 48 小時至<br>兩週？ | | | 每組動作是否有 80% 符<br>合準則？ | |
| 18 | | 練完到現在是否無痛？<br>是否間隔至少 48 小時至<br>兩週？ | | | 每組動作是否有 80% 符<br>合準則？ | |
| 19 | | 練完到現在是否無痛？<br>是否間隔至少 48 小時至<br>兩週？ | | | 每組動作是否有 80% 符<br>合準則？ | |
| 20 | | 練完到現在是否無痛？<br>是否間隔至少 48 小時至<br>兩週？ | | | 每組動作是否有 80% 符<br>合準則？ | |
| 21 | | 練完到現在是否無痛？<br>是否間隔至少 48 小時至<br>兩週？ | | | 每組動作是否有 80% 符<br>合準則？ | |
| 22 | | 練完到現在是否無痛？<br>是否間隔至少 48 小時至<br>兩週？ | | | 每組動作是否有 80% 符<br>合準則？ | |
| 23 | | 練完到現在是否無痛？<br>是否間隔至少 48 小時至<br>兩週？ | | | 每組動作是否有 80% 符<br>合準則？ | |
| 24 | | 練完到現在是否無痛？<br>是否間隔至少 48 小時至<br>兩週？ | | | 每組動作是否有 80% 符<br>合準則？ | |
| 25 | | 練完到現在是否無痛？<br>是否間隔至少 48 小時至<br>兩週？ | | | 每組動作是否有 80% 符<br>合準則？ | |

| | | | | | |
|---|---|---|---|---|---|
| 26 | | 練完到現在是否無痛？<br>是否間隔至少 48 小時至<br>兩週？ | | | 每組動作是否有 80% 符<br>合準則？ |
| 27 | | 練完到現在是否無痛？<br>是否間隔至少 48 小時至<br>兩週？ | | | 每組動作是否有 80% 符<br>合準則？ |
| 28 | | 練完到現在是否無痛？<br>是否間隔至少 48 小時至<br>兩週？ | | | 每組動作是否有 80% 符<br>合準則？ |
| 29 | | 練完到現在是否無痛？<br>是否間隔至少 48 小時至<br>兩週？ | | | 每組動作是否有 80% 符<br>合準則？ |
| 30 | | 練完到現在是否無痛？<br>是否間隔至少 48 小時至<br>兩週？ | | | |

# 健身從深蹲開始

| | | 國家圖書館出版品預行編目（CIP）資料 |
|---|---|---|

作　　　者　健美女大生（袁開昀）
責 任 編 輯　余筱嵐

版　　　權　林心紅、翁靜如
行 銷 業 務　林秀津、周佑潔、黃崇華
總　編　輯　程鳳儀
總　經　理　彭之琬
發　行　人　何飛鵬
法 律 顧 問　台英國際商務法律事務所羅明通律師
出　　　版　商周出版
　　　　　　台北市 104 民生東路二段 141 號 9 樓
電　　　話　（02）25007008　傳真：（02）25007759
　　　　　　E-mail：bwp.service@cite.com.tw
發　　　行　英屬蓋曼群島商家庭傳媒股份有限公司城邦分公司
　　　　　　台北市中山區民生東路二段 141 號 2 樓
　　　　　　書虫客服服務專線：02-25007718；25007719
　　　　　　服務時間：週一至週五上午 09:30-12:00；下午 13:30-17:00
　　　　　　24 小時傳真專線：02-25001990；25001991
　　　　　　劃撥帳號：19863813；戶名：書虫股份有限公司
　　　　　　讀者服務信箱：service@readingclub.com.tw
　　　　　　城邦讀書花園：www.cite.com.tw
香港發行所　城邦（香港）出版集團有限公司
　　　　　　香港灣仔駱克道 193 號東超商業中心 1 樓
　　　　　　E-mail：hkcite@biznetvigator.com
　　　　　　電話：(852) 25086231　傳真：(852) 25789337
　　　　　　馬新發行所：城邦（馬新）出版集團 Cite (M) Sdn Bhd
　　　　　　41, Jalan Radin Anum, Bandar Baru Sri Petaling,
　　　　　　57000 Kuala Lumpur, Malaysia.
　　　　　　Tel: (603) 90578822 Fax:(603) 90576622
　　　　　　E-mail：cite@cite.com.my

健身從深蹲開始 / 健美女大生著 . -- 初版 . -- 臺
北市：商周出版：家庭傳媒城邦分公司發行，
2018.06
　　面；　公分 . -- (Live & learn ; 42)
ISBN 978-986-477-467-8(平裝 )

1. 健身運動

411.711　　　　　　　　　　　　　107007669

封 面 設 計　徐璽工作室
攝　　　影　水草攝影工作室
梳　　　化　風尚彩妝
美 術 設 計　賴維明（雨城藍設計事務所）
圖 表 繪 製　王正洪
印　　　刷　中原造像股份有限公司
經　　　銷　聯合發行股份有限公司
　　　　　　電話：（02）2917-8022
　　　　　　傳真：（02）2911-0053
　　　　　　地址：新北市 231 新店區寶橋路 235 巷 6 弄 6 號 2 樓

■ 2018 年 6 月 12 日初版
■ 2022 年 2 月 17 日初版 5.5 刷
定價 399 元
服裝由 lululemon 提供
健身房場地由 ComeFitness 康適能健身教室提供

Printed in Taiwan

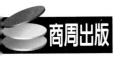

104　台北市民生東路二段141號2樓

英屬蓋曼群島商家庭傳媒股份有限公司城邦分公司　收

- - - - - - - - - - - - - - - - - - - - - - - - - - - - - - - - - - - - - - - - -

請沿虛線對摺，謝謝！

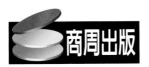

| 書號：BH6042 | 書名：健身從深蹲開始 | 編碼： |

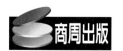 商周出版

# 讀者回函卡

感謝您購買我們出版的書籍！請費心填寫此回函卡，我們將不定期寄上城邦集團最新的出版訊息。

線上版讀者回函

姓名：＿＿＿＿＿＿＿＿＿＿＿＿＿＿＿＿＿＿＿　性別：☐ 男　☐ 女

生日：西元＿＿＿＿＿＿＿年＿＿＿＿＿月＿＿＿＿＿日

地址：＿＿＿＿＿＿＿＿＿＿＿＿＿＿＿＿＿＿＿＿＿＿＿＿＿

聯絡電話：＿＿＿＿＿＿＿＿＿＿　傳真：＿＿＿＿＿＿＿＿＿

E-mail：

學歷：☐ 1. 小學 ☐ 2. 國中 ☐ 3. 高中 ☐ 4. 大學 ☐ 5. 研究所以上

職業：☐ 1. 學生 ☐ 2. 軍公教 ☐ 3. 服務 ☐ 4. 金融 ☐ 5. 製造 ☐ 6. 資訊

☐ 7. 傳播 ☐ 8. 自由業 ☐ 9. 農漁牧 ☐ 10. 家管 ☐ 11. 退休

☐ 12. 其他＿＿＿＿＿＿＿＿＿＿＿＿＿＿

您從何種方式得知本書消息？

☐ 1. 書店 ☐ 2. 網路 ☐ 3. 報紙 ☐ 4. 雜誌 ☐ 5. 廣播 ☐ 6. 電視

☐ 7. 親友推薦 ☐ 8. 其他＿＿＿＿＿＿＿＿＿

您通常以何種方式購書？

☐ 1. 書店 ☐ 2. 網路 ☐ 3. 傳真訂購 ☐ 4. 郵局劃撥 ☐ 5. 其他＿＿＿＿

您喜歡閱讀那些類別的書籍？

☐ 1. 財經商業 ☐ 2. 自然科學 ☐ 3. 歷史 ☐ 4. 法律 ☐ 5. 文學

☐ 6. 休閒旅遊 ☐ 7. 小說 ☐ 8. 人物傳記 ☐ 9. 生活、勵志 ☐ 10. 其他

對我們的建議：＿＿＿＿＿＿＿＿＿＿＿＿＿＿＿＿＿＿＿＿＿

＿＿＿＿＿＿＿＿＿＿＿＿＿＿＿＿＿＿＿＿＿＿＿＿＿＿＿

＿＿＿＿＿＿＿＿＿＿＿＿＿＿＿＿＿＿＿＿＿＿＿＿＿＿＿